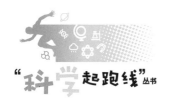

"科学起跑线"丛书

总主编　褚君浩

吴瑞龙　主编

本图书受"上海市科技创新行动计划科普专项项目"资助

项目编号：23DZ2302900

U0397629

给孩子的
健康课

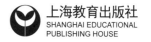

上海教育出版社
SHANGHAI EDUCATIONAL
PUBLISHING HOUSE

丛书编委会

主　　任：褚君浩

副主任：缪宏才　张文宏

总策划：刘　芳　张安庆

编　　委：（以姓氏笔画为序）

王张华　王晓萍　王新宇　公雯雯　龙　华　白宏伟

宁彦锋　朱东来　庄晓明　刘菲桐　孙时敏　李桂琴

李清奇　吴瑞龙　汪东旭　汪　诘　张拥军　周琛溢

茶文琼　袁　玲　陶愉钦　黄　翔　崔　猛　鲁　婧

鲍若凡　戴雪玲

本书编写组

主　　编：吴瑞龙

参　　编：高晶蓉　吴龙辉　赵加奎　尉敏琦　杨建军　陈　聪

科学就是力量，推动经济社会发展。

从小学习科学知识、掌握科学方法、培养科学精神，将主导青少年一生的发展。

生命、物质、能量、信息、天地、海洋、宇宙，大自然的奥秘绚丽多彩。

人类社会经历了从机械化、电气化、信息化到当代开始智能化的时代。

科学技术、社会经济在蓬勃发展，时代在向你召唤，你准备好了吗？

"科学起跑线"丛书将引领你在科技的海洋中遨游，去欣赏宇宙之壮美，去感悟自然之规律，去体验技术之强大，从而开发你的聪明才智，激发你的创新动力！

这里要强调的是，在成长的过程中，你不仅要得到金子、得到知识，还要拥有点石成金的手指以及金子般的心灵，也就是培养一种方法、一种精神。对青少年来说，要培养科技创新素养，我认为八个字非常重要——勤奋、好奇、渐进、远志。勤奋就是要刻苦踏实，好奇就是要热爱科学、寻根究底，渐进就是要循序渐进、积累创新，远志就是要树立远大的志向。总之，青少年要培育飞翔的潜能，而培育飞翔的潜能有一个秘诀，那就是练就健康体魄、汲取外界养料、凝聚驱动力量、修炼内在素质、融入时代潮流。

本丛书正是以培养青少年的科技创新素养为宗旨，涵盖了生命起源、物质世界、宇宙起源、人工智能应用、机器人、无人驾驶、智能制造、航海科学、宇宙科学、人类与传染病、生命与健康等丰富的内容。让读者通过透视日常生活所见、天地自然现象、前沿科学技术，掌握科学知识，激发探究科学的兴趣，培育科学观念和科学精神，形成科学思维的习惯；从小认识到世界是物质的、物质是运动的、事物是发展的、运动和发展的规律是可以掌握的、掌握的规律是可以为人类服务的，以及人类将不断地从必然王国向自由王国发展，实现稳步的可持续发展。

本丛书在科普中育人，通过介绍现代科学技术知识和科学家故事等内容，传播科学精神、科学方法、科学思想；在展现科学发现与技术发明成果的同时，展现这一过程中的曲折、争论；通过提出一些问题和设置动手操作环节，激发读者的好奇心，培养他们的实践能力。本丛书在编写上，充分考虑青少年的认知特点与阅读需求，保证科学的学习梯度；在语言上，尽量简洁流畅，生动活泼，力求做到科学性、知识性、趣味性、教育性相统一。

本丛书既可作为中小学生课外科普读物，也可为相关学科教师提供教学素材，更可以为所有感兴趣的读者提供科普精神食粮。

"科学起跑线"丛书，带领你奔向科学的殿堂，奔向美好的未来！

褚君浩

中国科学院院士

2020 年 7 月

健康既是人类永恒的主题，也是社会进步的重要标志。我们不妨先来看一个小故事——

一天傍晚，一对夫妻回到家，发现门口坐着三位老者。妻子说："我不知道你们从哪来，但各位也许饿了，请进来吃点东西吧。"三位老者摆摆手，其中一位解释道："我叫健康，这位是财富，那位叫成功，你们可以讨论一下，希望请我们之中的哪位进去做客。"于是夫妻俩进屋商量。妻子说："让财富进来吧，这样我们就有用不完的金银财宝啦！"丈夫却不同意："亲爱的，我最近工作不太顺利，还是请成功进来吧！"一旁的女儿建议道："为什么不请健康进来呢？这样我们就可以健康幸福地生活在一起了！"丈夫摸摸女儿的头，转身对妻子说："听女儿的，去请健康进屋做客。"妻子出门问道："请问哪位是健康？欢迎进来做客。"健康起身走进屋，财富和成功也站起来，紧随其后。妻子很惊讶："我只邀请了健康，为什么你们两位也跟着来了？"两位老者捋了捋胡子说："无论健康走到哪儿，我们都会陪着他，因为我们根本离不开他。但如果你没请他进屋，我俩无论谁进来，很快都会失去生命和活力。"

由此可见，拥有健康就拥有了希望，失去健康就失去了一切。但愿我们牢记这个故事，不要等到失去了才后悔。

那么，维系健康的关键是什么？世界卫生组织曾对影响健康的因素做出如下总结：健康=60%的生活方式+15%的遗传因素+10%的社会因素+8%的医疗因素+7%的气候因素。生活方式在延长寿命、预防疾病方面的重要性可见一斑。但随着时代的进步、经济社会的发展，很多人沉湎于不良的生活和行为方式中，持续消耗着自己的健康。为此，世界卫生组织提出并向全世界推广健康的生活方式，基本原则是不吸烟、少饮酒、平衡膳食、注意锻炼，具体做法包括：（1）每天正常规律地吃三餐，少吃零食；（2）每天都吃一顿丰盛的早餐；（3）每周至少有三次体育锻炼；（4）每天保持7—8小时睡眠；（5）不吸烟；（6）注意控制体重，不超过标准体重的20%；（7）少饮酒，不喝烈性酒。据统计，能经常做到其中6项或7项的人的平均寿命比只做到3项及做不到3项的人的平均寿命长11年。

青少年正处于长身体、长知识的黄金时期，从十二三岁到十七八岁是一个人生长发育的飞跃期，身体内分泌活跃，代谢旺盛，活泼好动，大、小肌肉群及各组织器官不断增大，体态也随之急骤变化。相关资料表明，12—18岁的青少年体重平均增加20—30千克，身高平均增加28—30厘米。但放眼我们周围，"小四眼"、小胖墩越来越多，有的孩子甚至患上了一般到中年才会出现的高血压、糖尿病等慢性疾病。为了自己和家人的健康，我们每个人，尤其是青少年，必须养成健康的生活习惯，并保持终身。

本书由一篇妙趣横生的日记引出"我"的一天，从认识自己的身体开始，强调了保护眼睛、牙齿的重要性，接着指出健康的生活方式包括健康饮食、合理运动和高质量睡眠，然后引导孩子们学习如何防范生活中的各种危险因素，并掌握一定的急救技能，最后讲述了周围环境是如何影响我们的健康的。书中不仅设置了科学常识、科学家故事、科学新发现等延伸阅读内容，还对多条"深入人心"的健康谣言进行专业解读、去伪存真，同时配合"想一想""做一做"等栏目，多管齐下地帮助孩子们积累健康知识、培养健康意识，引导他们当好自己和家人的"保健医生"。

"少年强则国强。"愿每一个孩子都能拥有健康的体魄、健全的心理，为实现"两个一百年"奋斗目标和中华民族伟大复兴的中国梦贡献力量！

本书在编写的过程中参考了许多资料，限于篇幅，未能在书中一一注明，谨向各位作者和出版者表示衷心感谢。由于编写时间和水平有限，书中难免有不妥之处，恳请读者批评指正。

编者

2023年4月

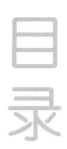

目录

引言：我的一天

2021 年 11 月 5 日　　　　　星期五　　　　　晴

　　太阳从地平线冉冉升起，现在是早上 7 点。我从睡梦中醒来，伸了个大大的懒腰，然后起床穿好衣服，走进卫生间，拿起自己的专属牙刷和毛巾开始洗漱。刷牙这件小事也是有学问的，属于等腰直角三角形的 45 度角才是正确的刷牙角度。妈妈已经准备好了早饭，不用看都知道一定会有一杯牛奶，好好补钙才能长得高，下一个在篮球场上驰骋的运动员大概会有我吧！说起篮球，今天的体育课上我要展示一下我的三分神射……啊，时间来不及了！还好今天是晴天，昨晚的一场大雨后来总算是停了，我可以一路小跑去学校。刚才看了一眼天气预报，空气指数还不错，前几天的雾霾已经被雨水驱散。哎，眼看都要迟到了，妈妈还要我把垃圾带下楼。垃圾分类真麻烦呀，丢在一起不行吗？

　　一路跑到学校可把我累死了，还好没迟到。教室里已经有不少同学了，大家都很自觉地打开门窗通风。卫生老师提醒过，最近是流感高发时期，一定要做好通风，还要多洗手，不然一旦中招，大家就都要被关在家里了。小红说，这个周末她爸爸要带她去打流感疫苗。我只记得上幼儿园的时候打过针，妈妈说那就是疫苗。

　　两节课过去了，眼睛有点酸，课间的眼保健操不能马虎，还有坐姿也得正确，不然戴上眼镜可是会影响我在篮球场上的发挥的。上午最后一节课是体育课，可以大显身手啦！今天一班也上体育课，老师让我们各出 5 个男生比了一场，就 15 分钟。最后我们班完胜，多亏了我的三分神射，哈哈哈……唯一美中不足的是小刚受了点伤，大腿拉了一下，老师说他之前的热身运动没做充分……

　　学校的午餐送来啦，刚打完一场球，感觉能量消耗得特别大，饿死我了。其实我不太爱吃青菜，更喜欢大口吃肉，就像梁山好汉那样，多有气概。午休时，小·天神神秘秘地把我拉到角落，掏出一根电子烟，说是绿豆口味的。都说吸烟有害健康，电子烟是不是也有害呢？我有点纠结，而且小·天做事不太靠谱，上次还说要去寻找传说中的"聪明药"，本来我想去见识一下，但后来听说那是毒品……

下午课间，我和同学们一起分享带来的零食。恬恬说她学到了一个新技能——怎么看营养标签以及怎么选零食。为了我的八块腹肌，还是了解一下吧。接下来就是我最喜欢的生命科学课，课上我不仅了解了自己的身体，还学到了许多小·技能，比如测脉搏和量血压。家里的小·药箱我也挺了解的，看来我将来还挺适合当医生呢！

放学了，今天作业有点多，得抓紧时间写，不然睡晚了，妈妈会念叨的。吃晚饭的时候，爸爸说他升职加薪了，要喝点酒庆祝一下，但就是不让我喝。哼，有什么了不起，等我满 18 周岁就可以喝了。不过，爸爸也答应暑假带我去理塘玩。哈哈，好想去那片自由的草原驰骋，想去那里看不同的风景。可妈妈又念叨了，那么远的地方，要注意安全……我已经这么大了，什么地方能去，什么地方不能去，自己都会判断，何况还有爸爸陪着，唉！

作业写完了，今天的英语课上老师还讲到一本经典的英汉对照读本《汤姆·索亚历险记》，建议有兴趣的同学可以上网查一查。马克·吐温写得确实挺有意思的。对了！还可以查查电子烟到底有没有危害……一不留神，"冲浪"的时间有点久。网络上的信息太多了，一看起来就容易忘记时间。时候不早了，睡了睡了……

"管中窥豹，可见一斑"，日常生活中的很多小事其实都与健康息息相关。和这篇日记的主人公一样，你的一日活动中蕴藏着多少与健康有关的奥秘？你能否判断自己的想法、行为是否正确？且听本书——道来……

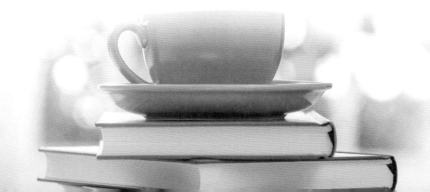

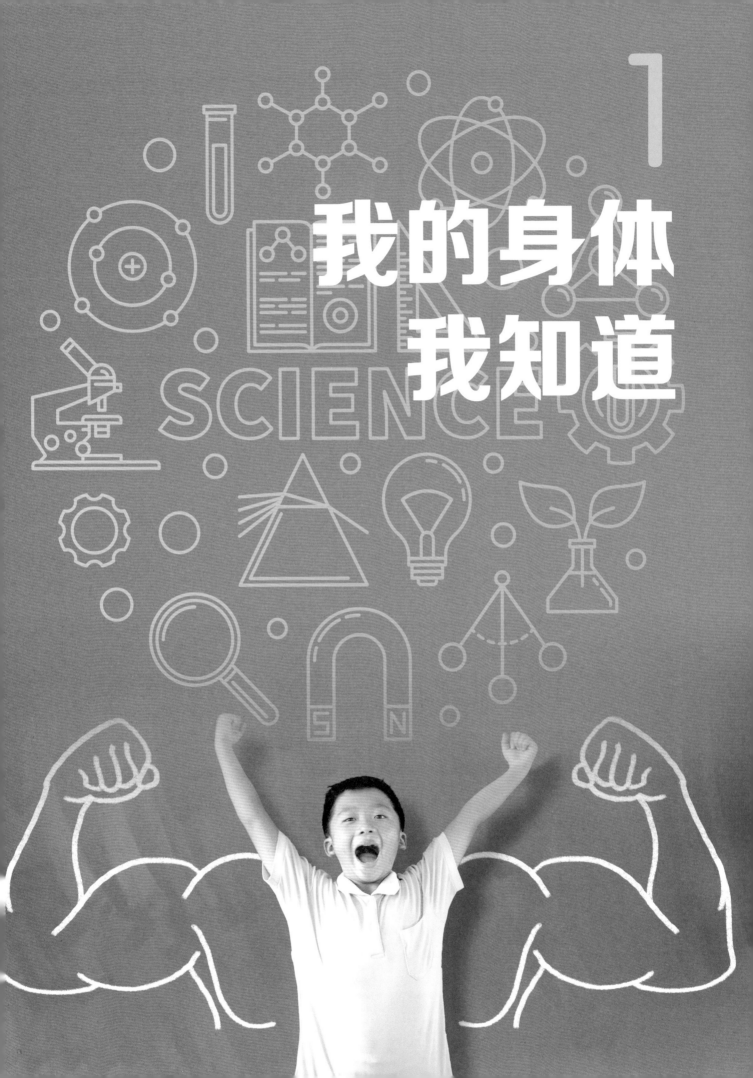

我的身体
我知道

1

人体是世界上最精密的机器

你将了解：

细胞、组织、器官、系统四者之间的关系

人体九大系统的组成与功能

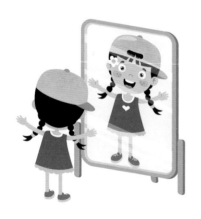

当你读到这里时，用到了身体的哪些结构及功能呢？

有时候，你会不会对自己的身体感到好奇？看看镜子里的自己，摸摸脸颊，动动手指，深吸一口气，喝一口水，咬一口面包……这些日常行为看起来再平常不过了，以至于你根本不会仔细地思考它们是如何产生的，事实上我们的身体可能奇妙到令人难以想象。

它们构成了我们的身体

细胞是人体最基本的单位。人体内的每一种细胞都有其特定的功能，即维持人体内部的稳定状态。不同的细胞都拥有一些共同的基本功能，但它们在大小和形状上又有很大的差别，这是因它们各自细分功能不同所导致的。

比如人体最小的细胞之一——红细胞，其平均直径大约是 7

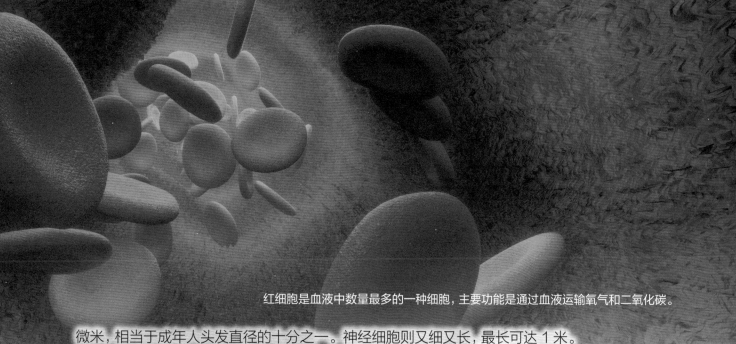

红细胞是血液中数量最多的一种细胞，主要功能是通过血液运输氧气和二氧化碳。

微米，相当于成年人头发直径的十分之一。神经细胞则又细又长，最长可达 1 米。

通常来说，形态相似、结构和功能相同的细胞聚集在一起就形成了组织，包括肌肉组织、上皮组织、神经组织和结缔组织，每一种组织都拥有特定的功能。其中，肌肉组织使我们能够运动；上皮组织"勾画"出身体和器官，起到覆盖和保护的作用；神经组织提供控制和交流能力；结缔组织有着连接、支持、保护及提供营养等多种功能。当两种或两种以上不同类型的组织相结合时，就组成了器官。每个器官承担着特定的功能，以维持机体的运转。当器官之间通过互相协调、组合来达到共同目的时，就形成了系统。最终，细胞、组织、器官、系统四者构成了最高水平的机体结构——身体。

重新认识血液

血液是为人体细胞输送氧气的生命之液。它是一种特殊的结缔组织，由悬浮在液态血浆基质中的红细胞、血小板和白细胞组成。

除此之外，血液还有不少令人惊讶的"冷知识"。例如：

血液约占人体总重量的 7%—8%。

人体内循环的血液由大约 55% 的血浆、40% 的红细胞、4% 的血小板和 1% 的白细胞组成。在血液循环中的白细胞中，中性粒细胞的数量最多。

人体血液中不仅含有铁、铬、锰、锌、铅和铜等金属原子，还含有少量黄金。人体中约有 0.2 毫克黄金，大部分存在于血液中。

成熟的人类血细胞具有不同的生命周期。其中，红细胞在人体内的循环周期约为 4 个月，血小板约为 9 天，白细胞则从几小时到几天不等。

与人体内其他类型的细胞不同，成熟的红细胞没有细胞核、线粒体或核糖体。这些细胞结构的缺失为红细胞中数以亿计的血红蛋白分子留出了空间。

你知道吗？屁和消化系统也有着密切的关系。屁主要由肠道中未被微生物消化的食物发酵所致，其中包含甲烷等可燃气体。因此，在某些特殊情况下放屁，很有可能会引发爆炸事故。

酶是一种生物催化剂，是被用来加速化学反应的蛋白质。在消化系统中，酶负责把食物中的大分子物质分解成细胞可吸收并利用的基础物质。

人体九大系统的奥秘

按生理功能区分，人体有九大系统：消化系统、泌尿系统、运动系统、神经系统、内分泌系统、循环系统、呼吸系统、生殖系统和免疫系统。

消化系统由消化道和消化腺两部分组成。消化道包括口腔、咽、食道、胃、小肠、大肠和肛门。消化腺分为小消化腺和大消化腺。小消化腺分散于消化道壁内，大消化腺分为三对唾液腺、肝脏和胰腺。消化系统主要采用两种方式分解食物：一是通过咀嚼等把食物磨碎成小片，二是用酶尽可能充分地浸泡食物。前者是物理消化过程，后者是化学消化过程，两者同时进行，共同完成消化任务。未被吸收的食物残渣则通过大肠以粪便形式排出体外。

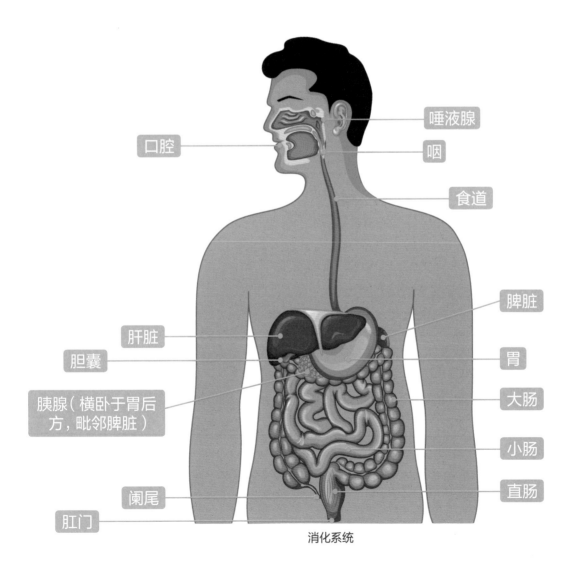

口腔　唾液腺　咽　食道　脾脏　肝脏　胆囊　胃　大肠　胰腺（横卧于胃后方，毗邻脾脏）　小肠　阑尾　直肠　肛门

消化系统

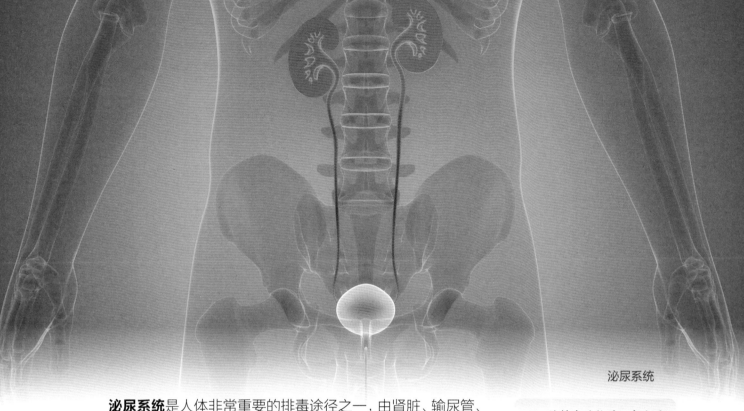

泌尿系统是人体非常重要的排毒途径之一，由肾脏、输尿管、膀胱和尿道组成。在人体内，大量新陈代谢之后的清洁工作由肝脏完成，但它不会护送垃圾排出体外。肺可以呼出二氧化碳，结肠可以将食物残渣以粪便的形式排出体外，那么人体内需要被暂时储存和进一步处理的化学废物呢？此时就轮到泌尿系统登场了。它主要负责进行后方清洁：当肾脏产生尿液时，输尿管将尿液输送至膀胱，也就是储存尿液的器官，尿液经尿道排出体外。经过泌尿系统的这番运作，机体才能保持内环境的平衡和稳定。

肾脏是人体的污水处理厂，简言之，就是留下有用的，排出没用的和有害的。健康的肾脏一天工作 24 小时，一周工作 7 天，全年无休。正常成年人每天两肾的肾小球滤过液总量约为 180 升，其中绝大部分都可被再吸收，只有约 1.5 升变成尿液。尿液的形成包括肾小球的过滤作用和肾小管的重吸收作用两个阶段。一般来说，我们每天摄入的水分至少要达到 2.5 升，才能与体内消耗的水分相平衡。我们日常饮食中含有的水约为 1 升，体内代谢产生的水约为 0.25 升。除此之外，成年人每天还应至少喝 1.25 升水，才能保证身体不缺水。

运动系统由骨、骨连结（关节）和骨骼肌（肌肉）三种器官组成。人体共有 206 块骨头，这个数字对所有正常成年人而言是恒定的。当然，这些骨头并不是均匀分布的，比如人的每只手有 27 块骨头，每只脚有 26 块骨头，也就是说双手和双脚共有 106 块骨头，占人体骨头总数的一半以上。

被排出的物质一部分是营养物质的代谢产物，另一部分是细胞衰老、死亡时形成的废物。此外，排泄物中还包括食物摄入带来的多余物质，如多余的水、无机盐和蛋白质。

健康的身体排出的尿液几乎是无味的。如果你的尿液是恶臭的，有可能是尿道感染了细菌。如果你的尿液闻起来有点甜，有可能是糖尿病未得到有效控制或某种罕见代谢疾病的前兆。如果你的尿液有股霉味，有可能是患有肝脏疾病或身体出现某些代谢紊乱的情况。

只有极少数的人因遗传变异或发育异常，骨头的数量会有所变化。

骨头就像一个"钙仓库"，人体99%的钙都储存在骨头里。钙不仅能构建强健的骨骼和牙齿，还能促进神经和肌肉功能的发育，参与凝血过程，帮助人体将食物转化为能量。

骨头与骨头相互连接在一起，构成完整的人体骨骼。在神经的支配下，肌肉收缩，牵拉其所附着的骨头，以可动的骨连结为枢纽，作杠杆运动。运动系统最主要的功能就是运动，如简单的移位和语言、书写等高级活动；第二个功能是支持，构成人体的基本形态，维持头、颈、胸、腹、四肢等外观体姿；第三个功能是保护，形成颅腔、胸腔、腹腔、盆腔等体腔，用来保护体内的脏器。从运动角度来看，骨是被动部分，骨骼肌是动力部分，骨连结则是运动枢纽。

500多年前，"人体爱好者"达·芬奇在强烈求知欲的驱使下，靠着一双手绘制了大量令人不可思议的人体解剖图。这些解剖图的精准度与现代数字成像技术不相上下，至今仍被认为是科学界的一项伟大成就。

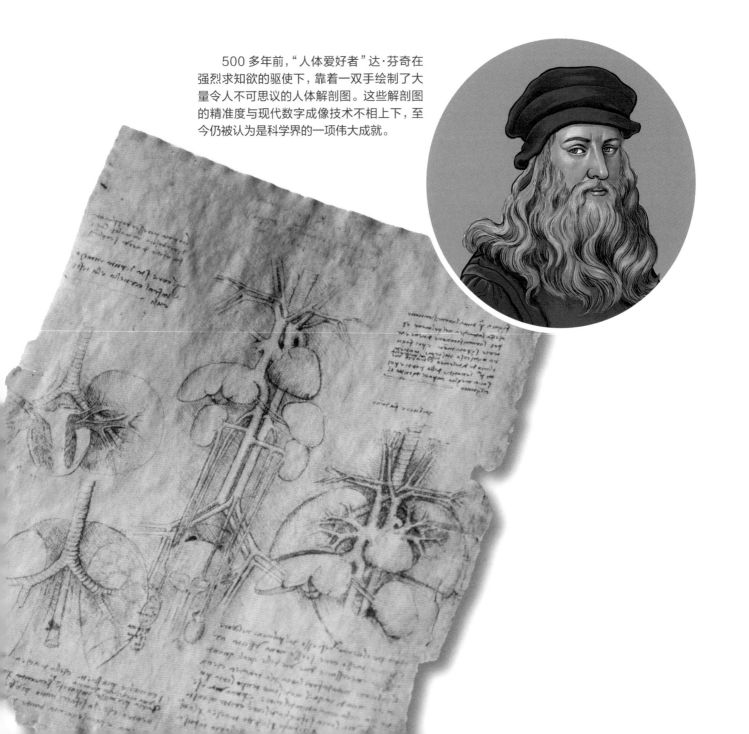

运动让大脑变聪明

2021年12月8日，国际著名科学期刊《自然》（*Nature*）发布了一篇题为"运动血浆通过凝聚素增强记忆力并抑制大脑炎症"的文章，研究团队来自美国斯坦福大学医学院。据介绍，研究人员先从经常大量运动的小白鼠体内抽取血浆，将其注射进一只久坐不动的小白鼠体内，然后将它与其他久坐不动的小白鼠进行对比。通过对两组小白鼠的记忆进行测试，研究人员发现注射过"运动血浆"的小白鼠记忆力更好，神经元也更活跃。这篇文章通过实验论证了运动对大脑神经元的增强作用。那么运动到底是如何让大脑变聪明的？

首先，运动能改善大脑的血液循环。人的大脑占体重的2%左右，但其消耗的氧气却占人体总耗氧量的30%—40%。调查显示：人在运动时，血液循环加快，血流量增大，血液中的红细胞和血红蛋白相对增多，可输送更多的氧气和营养物质到脑细胞，使脑细胞数量增多、体积增大，从而增加大脑毛细血管网，改善大脑营养物质供给。

其次，运动能提高神经系统的反应速度。经常运动能使运动过程中产生的冲击刺激和兴奋波及整个神经链，提高神经纤维的传导速率，增加神经传导介质，增强条件反射的灵活性，缩短反应时间，进而提高动作的敏捷性。一项心理测试显示：赛跑运动者的简单反应速度为161.5毫秒，复杂反应速度为248.7毫秒；非赛跑运动者的简单反应速度为218.5毫秒，复杂反应速度为372.5毫秒。由此可见，运动对神经系统的改善有着重要作用。

再次，运动能增加肌肉的比重。有学者在研究肌肉对于提升大脑工作效率的作用时指出，肌肉占体重40%的人每天能精力充沛地学习8小时，肌肉占体重45%的人每天能胜任10小时的学习任务。一个人肌肉比重越高，工作效率也越高。肌肉比重的增加主要依靠后天的体育运动。青少年应经常参加不同形式的体育运动，这样才能更轻松地应对每天长时间的学习。

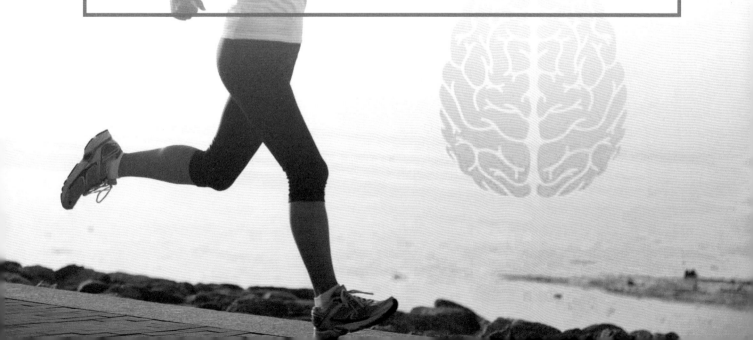

人的所有思想、动作和情绪都可以被分解成感觉输入、信息整合及运动输出。比如：有只蚊子停在你的手臂上咬了你一口，此时皮肤上的感受器检测到被咬并觉得痒，这就是感觉输入；神经系统处理该感觉输入并决定应该怎么办的过程被称为信息整合；当你伸出手将蚊子赶走或当机立断一掌拍死它，便是运动输出。只有高度精密的系统才能时刻对数据进行检测、处理并做出应对。

神经系统对人体生理功能活动的调节起主导作用，主要由神经组织组成，分为中枢神经系统和周围神经系统两大部分。中枢神经系统包括脑和脊髓，周围神经系统包括脑神经和脊神经。在日常生活中，听到门铃响去开门，吃火锅发现菜很烫时会放凉后再吃，这些都很好地展示了神经细胞通过信号加工、执行得到的感知反应。作为人体的指挥中心，神经系统控制着人的所有器官、生理和心理反应。

19 世纪 70 年代，大多数科学家都接受了意大利著名神经组织学家卡米洛·高尔基提出的网状结构理论，即"神经系统是神经细胞合并形成的相互连接的网状结构"。西班牙神经学家圣地亚哥·拉蒙－卡哈尔却对此观点抱有怀疑，他通过对大脑神经解剖学的研究提出了神经元学说，颠覆了高尔基早先奠定的网状结构理论。他认

神经科学界的"达·芬奇"

1906 年，圣地亚哥·拉蒙－卡哈尔与卡米洛·高尔基凭借对神经系统结构的研究，共同分享了诺贝尔生理学或医学奖。虽然两人都被誉为神经科学之父，但就神经系统的本质而言，他们中只有一个人是正确的，也就是卡哈尔。他提出的神经元学说在 20 世纪 50 年代得到了电子显微镜的证实，成为当今神经科学的基础。

青少年时期的卡哈尔曾在一所艺术学院学习，后来顺从父亲的意愿进入萨拉戈萨大学医学院就读。作为西班牙神经解剖学家的先驱，卡哈尔在长达 50 年的时间里，将尖端的科学研究与精湛的绘图技术相结合，徒手绘制出一幅幅具有开创性的神经系统结构图谱。令人敬佩的是，他并不是对显微镜下观察到的结构进行精确的复制，而是通过归纳性的描述，将不同时期的观察结果或使用不同方法获得的结果结合在一起，从而来验证自己的假设。因此，卡哈尔的描绘往往比照片更清楚地阐述了某些基本原理。有趣的是，卡哈尔绘制神经系统结构图谱的关键技术正是高尔基发明的染色方法。诺贝尔委员会的讨论反映了两人的相对贡献：高尔基提供了研究方法，卡哈尔则对大脑和脊髓的结构提出了新颖而深刻的见解。

在颁奖典礼上，卡哈尔留下了一句耐人寻味的话："诚然，假设神经系统的运动神经和感觉神经都能连成一个不间断的网络，这种验证分析的方法是非常方便且经济的。但不幸的是，大自然似乎并没有意识到人类智慧对便捷性和统一性的喜好，而更倾向于表现出复杂性和多样性。"

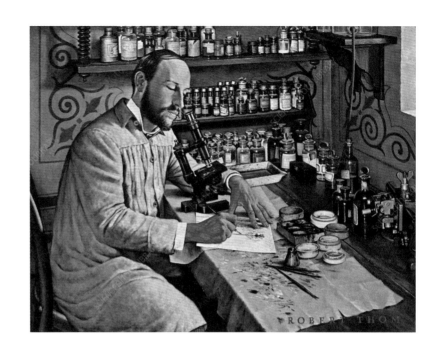

卡哈尔正在绘制神经系统图。
（图源：SCIENCE SOURCE/
SCIENCE PHOTO LIBRARY）

为，神经系统不是一个连续的网络，而是由数十亿个独立的神经细胞组成，并通过一种被称为突触的特殊结构相互传递信号。

神经元，即神经细胞，是神经系统最基本的结构和功能单位。人脑由约 1000 亿个神经细胞组成。如果将我们体内所有的神经元排列成一队，它将长达约 965 千米。神经元的类型不同，神经冲动传导的速度也不一样。目前，人脑中神经元的最快传导速度为每小时 400 千米，相当于飞机的平均速度。

内分泌系统是另一个重要的调节系统，可分为固有内分泌系统和弥散神经内分泌系统。前者是在形态结构上独立存在的、打开人体后肉眼可见的有形器官，即内分泌器官，如垂体、松果体、甲状腺、甲状旁腺、胸腺及肾上腺；后者则是分散在其他器官组织中的内分泌细胞团，即内分泌组织，如胰腺内的胰岛、睾丸内的间质细胞、卵巢内的卵泡细胞及黄体细胞。1902 年，英国生理学家恩斯特·斯塔林和威廉·贝利斯在研究狗的消化系统功能时发现，狗的小肠能分泌一种液体并进入血液循环，而这种液体里的未知物质能促进胰腺消化酶的分泌。之后，他们将这类物质命名为"激素"（hormone）。内分泌系统主要通过分泌激素传递信息，因此激素又被称为人体内的"第一信使"。

纵观人的一生，激素持续影响着人体内几乎每一个细胞及其功能，它们流淌在血液中，传递着各种信息，调节新陈代谢、生长发育、睡眠周期、应激反应及生殖活动，维持着人体内环境的稳定。

越来越多的新激素被发现

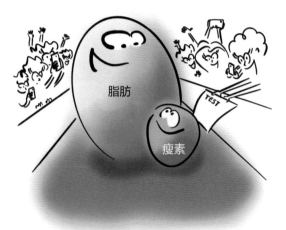

你有好多粉丝啊！

脂肪

瘦素

脂肪细胞和瘦素

内分泌系统如同一家神奇的制药工厂，负责生产各式各样的激素来调节人体机能。经典激素由内分泌器官或内分泌细胞分泌，通过血液循环到达靶器官（即目标器官）并发挥作用，但也有不少激素是由局部组织器官分泌出来进行自我调节的。

瘦素是美籍华裔科学家张槐耀发现的一种由脂肪细胞合成与分泌的激素，它作用于脂肪细胞，可抑制脂肪的合成，降低体内脂肪的贮存量，并促使脂肪转变成热能，有利于减肥。从理论上讲，瘦素含量高的人会偏瘦，但实际上很多肥胖者体内的瘦素含量高于正常值，这是因为长期的高瘦素含量造成细胞对瘦素越来越不敏感。科学家仍在探究如何让瘦素发挥作用，目前的答案是按时作息、少吃零食、晚饭时间不要太迟。

前列腺素也是一种组织激素，因最初发现于精液中而得名。后来，科学家发现人和动植物的各种组织细胞都能合成与分泌前列腺素。前列腺素为何无处不在，又如何应对不同的环境？研究发现，前列腺素按分子结构可分为很多类型，并且不同的组织器官含有不同的前列腺素受体。前列腺素就像孙悟空的"七十二变"，在不同组织器官发挥不同功能，比如舒张血管、抑制胃酸分泌、促进肾脏排水、调节体温等。

激素是生命科学的热门研究领域。得益于科学技术的突飞猛进，科学家们可以对极微量的化学物质进行测量，越来越多的新激素因此被发现。随着细胞分子生物学等领域不断取得新进展，激素的作用机制和生理功能也被研究得越来越透彻，这些工作对揭开人体奥秘和治疗疾病意义深远。

——节选自《科普时报》2022 年 4 月 13 日

甲状腺属于情绪器官，长期生气、忧郁等都会影响其功能。

和神经系统一样，内分泌系统也持续不断地在腺体周围交换信息、收集情报、下达指令，控制或调节运动系统，但两者的工作方式截然不同。神经系统通过神经元形成的"高速公路"传播像闪电一样快的电化学动作电位信号，到达特定的细胞和器官；内分泌系统分泌的激素则沿血液传播，所以速度较为缓慢，但产生作用的范围更广，持续时间远比动作电位长。

循环系统是分布于全身的连续、封闭的管道系统，包括心血管系统和淋巴系统两个子系统。

心血管系统内流动的是血液，血液总是从高压区流向低压区。心脏被一层薄薄的内壁（即心脏瓣膜）划分为左右两部分，包括四个腔，两个位于上方的心房（低压区），两个位于下方的心室（高压区），每个腔都有相应的瓣膜。瓣膜就像负责关闭景区大门的保安，他会让你出去，但不让你进来。瓣膜打开，血液单向流入下一个腔；瓣膜闭合，血液不会流回刚才离开的腔。也就是说，心脏瓣膜可保证人的血液始终向一个方向流动，而不会出现倒流。

人的血管分为动脉、静脉、毛细血管，三者加起来的长度超过 9.6 万千米，而赤道周长约为 4 万千米，也就是说一个人的血管能绕地球两圈多。

如果你把耳朵靠在一个人的胸膛上，你会听见"咚咚"的声音，其实这是心脏瓣膜开闭时发出的声音。

心脏其实不是心形的

心形的物品或手势常被人们用来表达爱意。如果你问心脏是什么形状的，大多数人可能会回答："心脏就是心形的。"但西班牙医生托伦特·瓜斯普认为，心脏真正的形态是一个螺旋形的莫比乌斯环。

20 世纪 50 年代，当托伦特·瓜斯普还是一名医学院的大四学生时，他就开始不断解剖各种动物的心脏。经过长达 25 年的研究，他发现心脏由一条像宽面一样的肌肉带以螺旋缠绕的方式构成。这条肌肉带后来被称为心肌带。也就是说，心脏其实是一个扭成了"8"字形的螺旋结构。

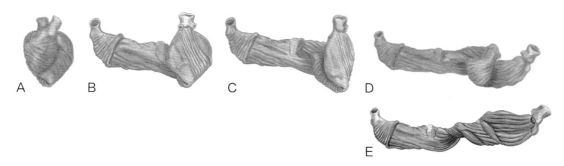

将心脏层层展开，最终呈现在你眼前的是一条由肌肉构成的橡皮带。

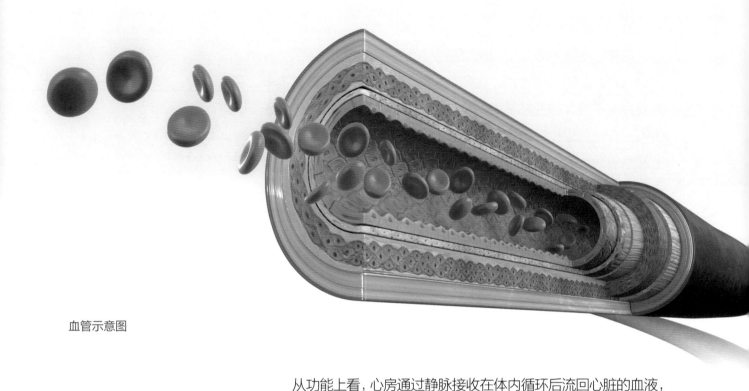

血管示意图

静脉系统属于心血管系统的一部分。

从功能上看，心房通过静脉接收在体内循环后流回心脏的血液，心室则通过动脉把血液泵出心脏，让它流向全身。这种节律性的舒张和收缩可以保证血液沿一定的方向循环流动。动脉连于心脏和毛细血管之间，将血液从心脏运送至身体组织。毛细血管连于动脉和静脉之间，互相连通成网，是血液与身体各组织进行物质交换的场所。静脉连于毛细血管和心脏之间，负责收集血液并使其流回心脏。

淋巴系统是人体内重要的防御系统，由淋巴管、淋巴组织、淋巴器官构成。淋巴系统内流动的是淋巴液，淋巴液沿着淋巴管向心脏流动，最终汇入静脉。因此，淋巴系统也被认为是静脉系统的辅助部分。

淋巴结是淋巴系统的一部分，属于人体的免疫器官，由淋巴细胞集合而成，分布于全身各重要部位。我们可以在自己的腋窝、腹股沟、颈部、颌下等处摸到一些小疙瘩，这就是淋巴结。正常的淋巴结呈椭圆形，米粒大小，质地较软，可以活动，没有压痛感。作为一种对体内疾病敏感且能及时发出信号的组织结构，淋巴结的变化往往预示着体内某些状态的改变或疾病的发生。当细菌、病毒或肿瘤细胞通过淋巴结时，淋巴结内的淋巴细胞就会迅速武装自己，并通知其他小伙伴前来帮忙。在淋巴细胞增殖、活化的过程中，淋巴结会向身体发出警报，常见的异常有淋巴结肿大、疼痛、变硬、破溃、触及波动感等。

呼吸系统是人体与外界空气进行气体交换的一系列器官的总称，包括鼻、咽、喉、气管、支气管，以及由大量的肺泡、血管、淋巴管、神经构成的肺叶和胸膜等组织。同时，肺部的外围配备了一系列"装备"，比如起保护作用的肋骨、坚硬的气管和强劲的膈膜。呼吸系统是循环系统的好搭档，只有当它们共同合作，利用氧气的整体流动和简单扩散，才能使细胞呼吸的过程成为可能。

我们每天呼吸近20000次，吸入空气约12000升。当我们睡觉时，通常每分钟呼吸12—15次。

生殖系统是人体九大系统中男女差别最大的一个系统：母亲的生殖系统提供卵子，父亲的生殖系统提供精子。当精子与卵子结合成为受精卵，这就是最初的你。受精卵在母亲的子宫里慢慢发育，最后成为胎儿。虽然性别在精子与卵子结合时已决定，但生殖系统的进一步发育却是在青春期。

青春期是指由儿童发育为成年人的过渡时期，是人身心发展的重要时期，通常女生为10—18岁，男生为12—20岁。在这个过程中，男生和女生会经历身体上的发育与心理上的发展及转变，包括第二性征的出现和其他性发育、体格发育、认知能力的发展、人格的发展、社会性的发展等。其中，性发育是青春期最重要的特征之一，包括内外生殖器官的形态变化、生殖功能的发育和成熟、第二性征的发育等。

精子和卵子分别是人体内最小和最大的细胞。

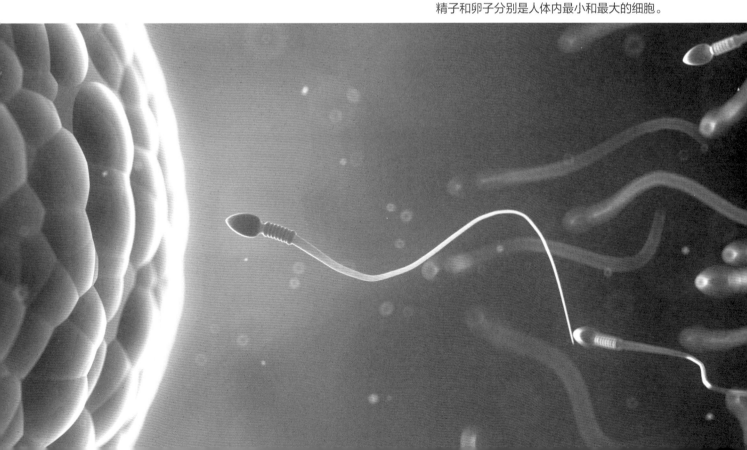

青春期的小秘密

青春期既是每个人从儿童期向成年期自然过渡过程中一个不可或缺的阶段，也是生长发育过程中一个极其重要的阶段。世界卫生组织将青春期定义为：个体从出现第二性征到性成熟的生理发展过程，个体从儿童认知方式发展到成人认知方式的心理过程，个体从社会经济的依赖性到相对独立状态的过渡。

当青春期来临时，在神经系统和内分泌系统的作用下，人体会发生以下变化：（1）身体形态迅速生长发育，如身高突增、骨量迅速增加、身体比例变化；（2）身体各器官功能成熟，如心肺功能、造血功能、运动功能变化；（3）心理发育，心理、情感随之发生变化，从儿童认知方式发展到成人认知方式；（4）第二性征、性器官和性功能发育成熟，具有生殖能力，进入成人阶段。

男生和女生性发育的年龄与表现

性别	年龄（岁）	表现
男	10—11	睾丸开始发育
	11—12	阴囊发育和色素沉着，阴茎发育
	12—13	前列腺活动，阴毛发育
	13—14	睾丸和阴茎迅速发育，乳腺组织发育
	14—15	出现腋毛、痤疮，声音开始变调，初次遗精
	15—16	精子成熟
	16—17	骨骼发育停止
女	9—10	乳房开始发育
	10—11	乳房发育，阴毛开始生长
	11—12	内外生殖器发育，阴道涂片有改变，乳房进一步发育，阴毛增多
	12—13	乳头色素沉着，月经初潮
	13—14	排卵
	14—15	出现痤疮，声音开始变调
	16—17	骨骼发育停止

对男生而言，睾丸和阴囊先发育，阴茎后发育。睾丸是产生精子和雄激素的男性生殖器官。一个普通的成年男性体内一天能产生 5000 万至 5 亿个成熟精子，精子的平均寿命约为 36 小时。对女生而言，外生殖器官从幼年型变为成人型，阴阜隆起，大阴唇变厚，小阴唇变大且有色素沉着。卵巢是产生卵子的生殖器官。一个普通的成年女性一生能产生约 400 个成熟卵子。卵子的生命周期约为 12—24 小时。

免疫系统是人体执行免疫应答及免疫功能的重要系统。它是覆盖全身的防卫网络，由免疫器官、免疫细胞和免疫分子组成，形成了保护人体的三道防线。第一道防线由皮肤、黏膜及其分泌物构成，第二道防线由体液中的杀菌物质和吞噬细胞构成，第三道防线由免疫器官和免疫细胞构成。

作为防御病原体入侵最有效的武器，免疫系统能发现并清除外来病原微生物等引起体内环境波动的不良因素，这种功能被称为免疫防御。免疫系统也能识别和清除体内发生突变的肿瘤细

当组织被病毒、细菌感染，或烧伤、划伤，以及遇到其他类型的伤害时，就会进入自我保护和损伤修复状态，这就是炎症反应。

假如免疫防御功能亢进，也会对自身器官或组织造成伤害。

人体的三道免疫防线

外部环境

分泌物 —— 细菌 伤口

皮肤或黏膜

第一道防线

巨噬细胞

第二道防线

T 细胞

抗体

第三道防线

内部环境

胞、衰老细胞、死亡细胞或其他有害成分, 这种随时发现和消除内生有害成分的功能被称为免疫监视。免疫系统还能通过自身免疫耐受和免疫调节使内环境保持稳定, 比如通过修补免疫细胞来修补受损的器官和组织, 使其恢复原来的功能, 称为免疫自稳。我们必须牢记一点: 健康的免疫系统是无可取代的, 但它仍然可能因为持续摄取不健康的食物等而失效。

免疫系统也可能出错

旨在保护你的免疫系统也可能出错, 可能堕落。免疫系统一旦受了蒙骗, 可能就会助长疾病的蔓延, 或是保护癌细胞不被发现。免疫系统也可能失衡或受损, 从而糊涂地攻击自身。它会把"我"误判为"他", 实实在在地攻击起它本该保护的那些身体细胞, 导致一系列自身免疫性疾病, 而病人不得不长期服用可能伴有严重副作用的免疫抑制药物。

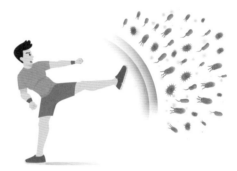

最有效的药物——人的免疫力

还有过敏反应, 它是指免疫系统对无害的物质产生了过激反应。"过敏性休克"就是一种严重的过敏反应, 它凸显了免疫系统有多强大, 一旦出错又多么可怕: 疾病未必会马上置人于死地, 而免疫系统带来的过敏性休克却能在几分钟内夺人性命。

另外, 就算是运行正常, 免疫系统也会在帮助你的同时带给你痛苦: 生病时的很多糟糕症状都是被激活的免疫系统引发的后果——对某些疾病来说, 最严重的损伤甚至死亡都是免疫系统对入侵事件的失控反应造成的。比如, COVID-19 导致的许多死亡病例都是免疫过激的结果。

免疫系统发挥防御功能的同时造成的附带损害会不断累积, 于是今天有人认为, 免疫系统的正常运转正是一些致命疾病的发展基础。因此, 尽管拥有能对外界威胁做出快速有力反应的免疫系统对健康很是关键, 但同时保证它不会失控和搞破坏也很重要。就和人类社会一样, 如果你的身体不得不打仗, 那它至少想要快速地结束战争, 赢得干净利落, 而不想经历长期的被占领或冲突, 那只会耗尽资源, 毁坏基础设施。

所以, 免疫系统肩负的是尽可能保卫健康的重任。哪怕我们最终会输, 但在当下, 认真、尽职地打好这场守卫战, 对我们来说很重要。

——节选自菲利普·德特玛《战斗细胞》

四大生命体征：人体健康的晴雨表

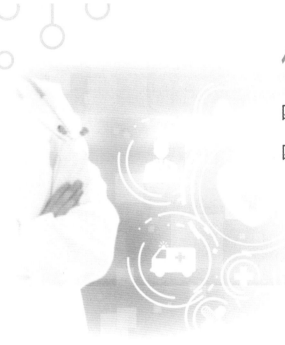

你将了解：

四大生命体征的正常值

四大生命体征的测量方法

人体的呼吸、体温、脉搏、血压，在医学上被称为人体四大生命体征。它们是维持机体正常活动的支柱，缺一不可，无论哪一项出现异常，都会导致严重甚至致命的疾病。在某些情况下，一些疾病也会促使四大生命体征发生变化；反之，当它们逐渐恢复正常时，也象征着疾病的好转，表示由危转安。通俗地说，人体四大生命体征是判断生与死、健康与疾病、病情轻重缓急的最根本、最重要的指标。

常常被忽视的呼吸

在我们的生命过程中，呼吸是一刻也不能停止的一项生命体征。人一旦停止呼吸，就意味着生命的终结。但当被问到"一个健康的人在正常状态下一分钟能呼吸多少次"时，相信大多数人都回答不上来，有的甚至把心跳速率和呼吸速率混淆了。呼吸是呼吸道和肺的活动，人体通过呼吸来吸入氧气和呼出二氧化碳。

每分钟需要呼吸多少次，是大脑指示我们完成的。如果血液中的氧气含量较低，大脑就会指示我们的身体要更频繁地呼吸。

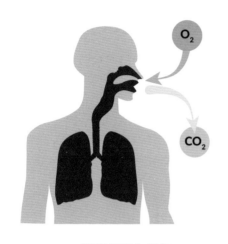

呼吸是吸入氧气、
排出二氧化碳的过程。

常见的呼吸方式有胸式呼吸和腹式呼吸两种。胸式呼吸是以胸廓起伏运动为主的呼吸，多见于正常女性和年轻人。腹式呼吸是以腹部运动为主的呼吸，多见于正常男性和儿童。正常成年人的呼吸频率为每分钟 16—20 次，儿童为每分钟 30—40 次。儿童的呼吸频率随年龄的增长而下降，逐渐达到成年人的水平。

要想测量一个人的呼吸频率，既可以采用呼吸计数法，通过观察胸部和腹部起伏的次数，将一呼一吸计为一次呼吸；也可以把棉絮放在鼻孔处，观察一分钟内胸部和腹部起伏时棉絮被吹动的次数，计算相应的呼吸次数。

揭秘呼吸机

世界卫生组织的数据资料显示：每 6 个新型冠状病毒感染者中，就有一人会出现重症和呼吸困难，需要使用呼吸机来辅助通气。如果病情进一步恶化，还需要使用有创呼吸机来控制通气。对这些患者而言，呼吸机就是救命机，虽不能杀死病毒，但可以延续生命，为临床治疗争取宝贵的时间。

形象一点说，呼吸机就像电子打气筒，定时、定量地把气体送入肺部，让身体获得宝贵的氧气，并把代谢废物二氧化碳排出去。呼吸机可以分为无创呼吸机和有创呼吸机。无创呼吸机不会对人体造成伤害，戴上面罩就可以使用。有创呼吸机的原理和无创呼吸机一样，区别在于使用时要对患者进行气管插管。这个过程虽然有点痛苦，但可以保证呼吸机输送的气体全部进入肺部，治疗效果更好。

医用呼吸机

当患者出现呼吸衰竭时，若需要使用呼吸机，首选无创呼吸机；若使用无创呼吸机 2 小时后症状仍然没有改善，甚至出现恶化的情况，就需要尽快使用有创呼吸机了。

体温给我们的健康提示

体温是指人体内部的温度。保持恒定的体温是保证新陈代谢和生命活动正常进行的必要条件。正常体温不是某个具体的温度点，而是一个温度范围，一般以口腔、直肠和腋窝温度为代表，其中直肠温度最接近深部体温。

测量体温主要有口测法、腋测法和肛测法。

口测法一般使用水银体温计进行测量。先用 75% 的酒精对体温计进行消毒，然后放在舌下，紧闭口唇，5 分钟后拿出体温计读数，正常值为 36.3℃—37.2℃。口测法严禁用于神志不清的患者或婴幼儿，防止发生咬断体温计或体温计掉落等情况。

腋测法是测量体温最常用的方法之一。先擦干腋窝汗液，将体温计的水银端放于腋窝顶部，然后用上臂将体温计夹紧，不要乱动，10 分钟后拿出体温计读数，正常值为 36℃—37℃。

肛测法多用于昏迷的患者或婴幼儿。先让昏迷的患者或婴幼儿采用侧卧或俯卧位，将肛温表头部润滑后慢慢插入其肛门，插至肛温表的一半处时停止，5 分钟后拿出肛温表读数，正常值为 36.5℃—37.7℃。

正常体温的标准是根据大多数人的数值得出的，并非个体的绝对数值。

按照工作原理，体温计可分为水银体温计、电子体温计和红外线体温计。但根据国家药监局的相关规定，自 2026 年 1 月 1 日起，我国将全面禁止生产水银体温计。因为水银体温计含有部分汞，一旦被打碎，泄漏的汞会对人体健康和生态环境造成巨大危害。

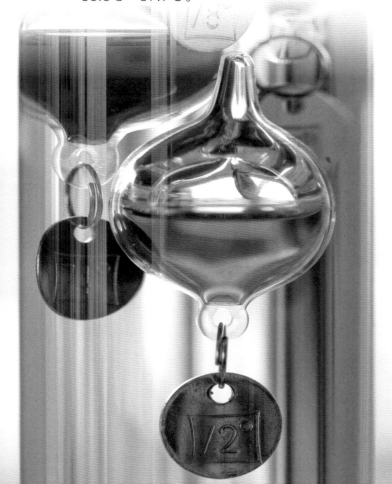

1593 年，伽利略发明了一种简陋的水温计，首次实现了温度变化的测量。这是一个装有不同质量灯泡的密封玻璃管，每个灯泡上都有一个刻着温度的金属标签。一些灯泡下沉，另一些则上浮，最低的灯泡显示当时的温度。

人类体温的平衡点：37℃上下

为什么人类体温保持在 37℃ 上下？这个问题至今没有明确的答案。目前，有一种说法是由于真菌的影响。自然界中的真菌数量超过 12 万种，能感染哺乳动物的真菌大约有 500 种，而且大部分不会致病，这主要得感谢免疫系统和体温发挥的作用。因为绝大多数真菌存活的温度为 4℃—30℃，只有不到三分之一的真菌能在 37℃ 以上的环境中存活，可见高温可以有效杀灭真菌。但提高体温也意味着更多的能量消耗，需要增加食物的摄入量。因此，在不生病和不饿死之间，人体需要寻找一个体温的平衡点，这个平衡点就是 37℃ 上下。

2020 年，美国斯坦福大学医学院的研究人员通过对比美国内战期间、20 世纪 70 年代和现在的医疗记录发现，人类体温正在不断下降。与 19 世纪相比，美国男性的平均体温下降了约 0.58℃，美国女性的平均体温同期下降了 0.32℃。研究人员认为，人类体温下降可能与生活环境的变化有关。诸如室内温度、体内微生物、饮食结构等的变化，导致人类平均体重和身高不断增加，影响新陈代谢，从而导致体温下降。

永不停息的脉搏

脉搏是指心脏舒缩时动脉管壁有节奏、周期性地起伏。正常人的脉搏跳动次数与心跳次数一致，节律均匀，间隔相等。白天由于我们进行各种活动，血液循环加快，因此脉搏快一些；夜间活动减少，因此脉搏慢一些。婴幼儿的脉搏为每分钟 130—150 次，儿童为每分钟 110—120 次，正常成年人为每分钟 60—100 次。其中，老年人可慢至每分钟 55—75 次，新生儿可快至每分钟 120—140 次。

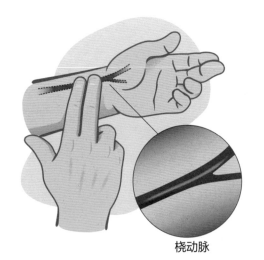

桡动脉

测量脉搏的方法

测量脉搏可以采用计数法，最常选用的部位是桡动脉搏动处，即手掌根部向胳膊约两指的距离，我们可以在靠近大拇指一侧的位置清楚地感受到脉搏的跳动。测量对象应先安静休息 5—10 分钟，手平放在适当位置，坐卧均可。测量者将右手食指、中指并齐后按在测量对象手腕段的桡动脉处，压力大小以能感受到清楚的动脉搏动为宜，接着默数 1 分钟的脉搏跳动次数。也可以数半分钟的脉搏跳动次数，再乘以 2，即可得到 1 分钟的脉搏跳动次数。

　　我国医学家对脉搏的研究始于 2000 多年前，脉诊就是一种通过按触人体不同部位的脉搏，以体察脉象变化的切诊方法。

　　春秋战国时期的名医扁鹊精于望、闻、问、切的诊断方法，尤以脉诊最为著名。到了汉代，脉诊就更加普遍了。在东汉名医张仲景的传世巨著《伤寒杂病论》中，可以看到脉诊已经被广泛应用于临床，并且有了进一步的发展和提高。晋代医学家王叔和在综合前人有关脉学知识和经验的基础上写成了《脉经》一书，这是我国现存最早的脉学专著。

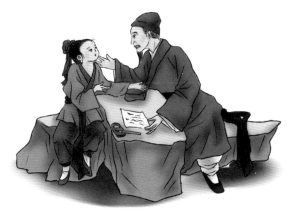

中医"四诊"即望、闻、问、切

看不见的血压

　　人的心脏像一个水泵，其搏动时泵出的血液会对动脉血管壁产生一定压力，这就是血压。心室收缩时，动脉内最高的压力称为收缩压，亦称高压；心室舒张时，动脉内最低的压力称为舒张压，亦称低压。其中，收缩压与舒张压之间的差值称为脉压。正常成年人的收缩压为 12—18.7 千帕（90—140 毫米汞柱），舒张压为 8—12 千帕（60—90 毫米汞柱）；新生儿的收缩压为 6.7—8 千帕（50—60 毫米汞柱），舒张压为 4—5.3 千帕（30—40 毫米汞柱）。40 岁以后，收缩压可随年龄增长而上升。

　　测量血压要注意以下六个要点。

　　（1）可以使用水银血压计或电子血压计，环境应温度适宜，安静无噪声。

　　（2）测量血压前，测量对象在半个小时内应避免吸烟、喝咖啡、进行剧烈运动等，尽量排空膀胱，并在安静的环境中休息 5—10 分钟。

　　（3）测量对象坐下后裸露一侧上肢，将肘部放在与心脏同一水平处进行测量。

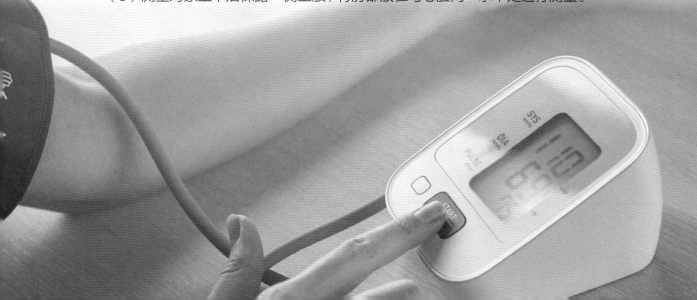

（4）血压会随时间而波动。晨起后的血压处于一天中的第一个高峰，然后逐渐下降；下午4—5点到达第二个高峰；到了晚上8点，又开始下降。所以，应选择血压值较高的时间段进行测量，即晨起后或下午4—5点。

（5）测量血压要连续测量两次，间隔时间为1—2分钟。若两次舒张压相差4毫米汞柱以上，则须测至连续两次舒张压相差4毫米汞柱以下为止，并取平均值。

（6）若测量数值很高，测量对象应休息一段时间后再进行测量。

第一个测量血压的人

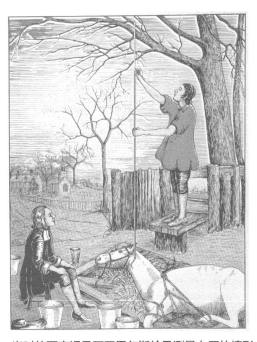

当时的画家记录下了黑尔斯给马测量血压的情形。

据史料记载，"血压"这一概念最早是由英国医学家威廉·哈维在1628年间接提出的。他提醒外科医生注意，在截肢、切除肉瘤、受伤等情况下，血液可能会从动脉中"喷涌而出"。但对血压的首次测量却是由一位英国牧师——斯蒂芬·黑尔斯在1733年完成的。

当时，黑尔斯和助手将一个尾端接有小金属管、长为9英尺（274厘米）、直径为六分之一英寸（0.42厘米）的玻璃管插入一匹马的颈动脉，此时血液立即涌入玻璃管内，高达8.25英尺（251厘米），这表示马的颈动脉内的血压可维持251厘米的柱高。看到玻璃管内血柱的高度并非稳定不变，而是有规律地忽高忽低，他们瞬间就明白了这是马的心脏跳动的节律。心脏收缩时，玻璃管内的血柱升高；心脏舒张时，玻璃管内的血柱下降。这就是收缩压和舒张压。这种通过切开马的颈动脉来测量血压的方法虽然过于残忍，却是真正揭示血压这一重要生理现象的开端。

有人曾这样形容黑尔斯："你会感觉到他被一种不可阻挡的好奇心所驱使，愿意进行发明和实验，并渴望使生活变得更好。"的确，黑尔斯还在许多其他领域做出了重大贡献。他曾发明了一种可在船舶、监狱和矿井中循环空气的通风器，并因对肾脏和膀胱结石的研究而获得英国皇家学会的科普利奖章。由于未能研制出能溶解膀胱结石的药物，他还发明了一套能"非常容易地提取结石"的镊子。

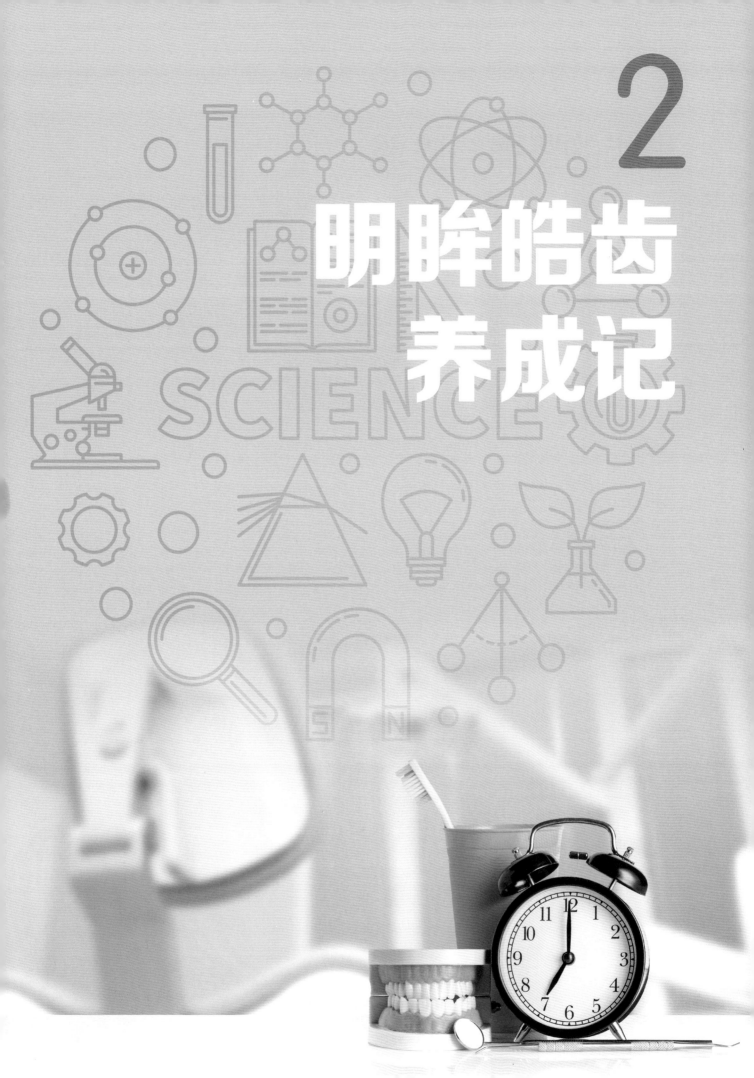

2

明眸皓齿
养成记

牙齿的坚强与脆弱

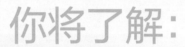

你将了解：

牙齿的基本构造

龋齿是如何形成的

如何挑选合适的牙刷

每个人都希望自己展露笑容时能拥有一口洁白靓丽的牙齿，但牙齿的存在不仅仅是为我们带来美观的外表，它还可以帮助我们消化，让我们享受美味的食物，摄入充足的营养，同时与我们的语言表达有着密切的联系。以上就是牙齿拥有的主要功能。既然我们已经知道了牙齿的重要性，我们就应该学会如何更好地保护牙齿，让它们始终保持健康。

> 钙化程度越高，牙釉质越透明。当牙釉质钙化完全时，牙本质就会显现出来，因此健康、坚固的牙齿看上去应该是偏奶油色的，而不是越白越好。

坚硬无比的牙齿

人的一生中有两副牙齿：一副是乳牙，有 20 颗；一副是恒牙，有 28—32 颗。牙齿由牙釉质、牙本质、牙骨质三种硬组织和牙髓等软组织构成。牙釉质是覆盖在牙齿最外面的半透明组织，主要由 95%—97% 含钙和磷的磷灰石晶体的无机物构成，是人体中最硬的

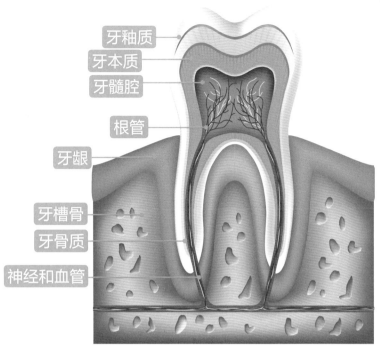

牙釉质
牙本质
牙髓腔
根管
牙龈
牙槽骨
牙骨质
神经和血管

牙齿的解剖图

组织。牙本质在牙釉质的内侧，不如牙釉质坚硬，呈奶油色，透过牙釉质看到的颜色就是牙本质的颜色。牙本质的内侧是含有牙髓的牙髓腔。牙骨质是覆盖在牙根表面的组织，厚度小于 0.2 毫米，非常薄，却拥有与骨头相同的硬度。牙髓是软组织，位于牙齿中心，主要由神经和血管组成。

牙齿的神奇之处

进化生物学家经常惊叹人类的眼睛堪称"设计奇迹"。在我看来，牙齿丝毫不比眼睛逊色。我们的牙齿在不破坏自身的情况下就可以咬碎食物。要知道，在一生中，我们的牙齿将咀嚼数百万次，而令人惊叹的是其成分与被咬碎的食物是一样的。工程师可以从人类的牙齿中获益良多。它们那非凡的强度来自一种精巧的结构，这种结构赋予了牙齿硬度和韧性，可以避免裂纹的产生和扩散。这一特性得益于其外层与内层的完美结合：外层是坚硬的牙釉质，几乎完全由磷酸钙构成；内层为牙本质，其中的有机纤维使牙齿组织富有弹性。

不过，牙齿真正的神奇之处体现在微观层面。想象一下：一根干的意大利面稍一弯折就会断裂，但如果有成千上万根呢？牙齿表面那些被称为羟基磷灰石的晶体就像千万根意大利面，它们呈细长的柱状，每根只有头发的千分之一粗。许多微小的晶体捆绑在一起就会形成棒状的釉柱。这些釉柱以每平方毫米数以万计的密度聚集在一起，形成了牙釉质。它们平行排列，从牙齿表面一直延伸到牙本质，并且会扭动、弯曲或交织，这种构造不仅优雅，更具有持久的耐用性。

——节选自彼得·S.昂加尔《为什么我们的牙齿有这么多问题》

小心牙齿嘎嘣脆

现代人的牙齿似乎处于一种十分矛盾的状态：它们是我们身体最坚硬的部分，却又非常脆弱。一颗牙齿的化石能保存数百万年，但大多数人的牙齿不一定能使用一辈子。那么这种矛盾是如何形成的？

牙釉质虽然很坚韧，但并没有自我修复或再生的能力。因此，我们稍不注意就会出现龋齿、牙本质敏感、牙龈炎、牙周炎等各种口腔问题。事实上，每个人的口腔内都时刻上演着一场菌群大战，这里不但物产丰富，而且温度恒定，湿度较大，是几百种细菌或真菌的"温柔乡"。在正常情况下，菌群会在口腔内形成一个特有的生态系统，然而这种平衡十分脆弱，容易受环境变化或其他口腔问题的影响，一旦菌群的平衡被打破，就有可能引发某些致病菌的过度滋生，如致龋菌。

现代科学家证实，人体口腔内的某些细菌很容易驻扎在牙齿表面，而且有产酸、耐酸的特性，我们称之为致龋菌。致龋菌会在牙齿表面形成一层膜，也就是牙菌斑，你可以把它理解为细菌所在的"社区"。"社区"里的细菌在分解食物残渣的过程中会产生酸，造成牙齿的矿物质发生溶解，钙离子、磷离子等游离出来，

牙齿中矿物质发生溶解的过程被称为脱矿。

① 牙釉质轻微受损　② 龋齿继续发展　③ 牙本质受到侵袭　④ 牙髓遭到攻击

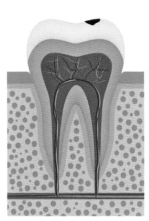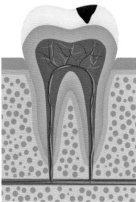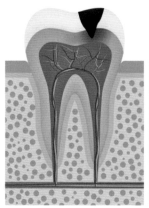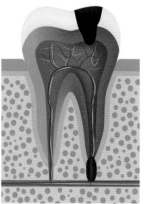

龋齿的不同阶段

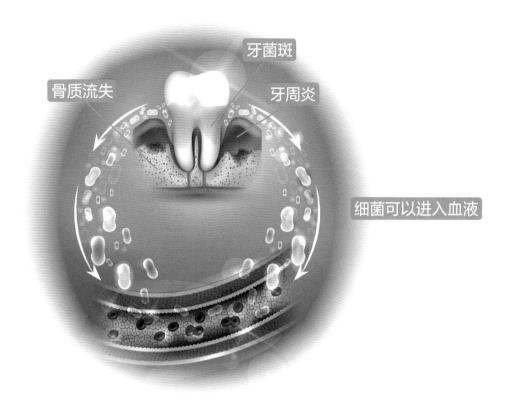

牙菌斑

骨质流失

牙周炎

细菌可以进入血液

牙周炎会导致细菌进入血液，并引起身体其他部位的并发症。

牙齿硬度降低。久而久之，牙齿逐渐崩解，形成龋洞，也就是蛀牙。一旦龋洞深达牙髓，就会造成牙髓感染并引发疼痛，继续波及根尖，则要小心根尖周炎"杀到"，甚至有可能出现面部肿胀。

至此，我们知道了造成龋齿的"元凶"是致龋菌，它的"凶器"就是酸。每个人口腔内的细菌种类和数量有很大差异，这就是在同样刷牙、饮食的情况下，有的人容易长蛀牙，有的人不容易长蛀牙的原因。

致龋菌的"作案现场"主要有两处。第一处是幼儿时期的乳前牙表面。奶水积留或喝奶后不注意清洁容易形成奶瓶龋。第二处是口腔窝沟处。口腔中磨牙的牙冠表面分布着一些高低不平、大小不一的窝沟，食物残渣一旦嵌塞在这些窝沟中，就会在细菌的作用下发酵出酸，侵蚀并破坏牙齿表面的牙釉质，这样牙齿就很容易被龋坏了。同理，如果牙齿缝隙清洁得不干净，也容易造成牙齿龋坏。

龋齿的危害和治疗

龋齿的危害主要体现在六大方面。一是影响进食，甚至造成进食困难。二是牙齿的龋坏会影响咀嚼功能，进而引发胃肠道疾病。三是如果没有及时进行治疗，随着病情的加重，很有可能造成牙体缺失。四是进食引发的疼痛会引起颞下颌关节紊乱。五是一旦进食功能受到影响，会造成体质下降等一系列健康问题。六是引发牙根周炎和牙龈出血。

给牙齿穿上防护"氟"

众所周知，一旦出现龋齿，牙齿的状态就不可能恢复如初了，而涂氟是目前预防蛀牙最简单有效的手段。

涂氟是指将氟化物涂在牙齿表面，相当于给牙齿穿上一层薄薄的防护服。这样做既能促进牙齿再矿化，增强其抗酸性，又能抑制细菌产酸，对儿童的乳牙和恒牙都有预防及减少龋坏的作用。涂氟一般分为四个步骤：首先，要清除牙齿表面的牙菌斑和食物残渣；其次，使用棉纱卷隔湿后，用棉球擦干牙齿表面；再次，用小刷子蘸取氟保护漆，涂擦于牙齿表面；最后，使氟保护漆在牙齿表面留存1—2分钟，保证有足够浓度的氟能留下来并固化。

根据美国儿科协会（American Academy of Pediatrics，简称AAP）发布的《儿童口腔护理指南》，儿童从开始长牙起就可以定期涂氟了。考虑到个体情况存在差异，涂氟的频率需要请牙科医生检查评估后，根据每个孩子的患龋风险来决定。一般来说，患龋风险较高的儿童应每3个月涂一次氟，患龋风险较低的儿童应每6个月涂一次氟。

为了对付龋齿，牙医们想出了不少对策，其中最重要的是窝沟封闭和龋齿充填。

窝沟封闭主要针对尚未患龋齿的儿童与青少年。每个人口腔内后侧大牙的咬合面是凹凸不平的，凹陷的部位就叫窝沟。如果发育得不好，窝沟会非常深，一旦食物残渣嵌塞进去，就很容易产生龋齿，医学上称这种龋为窝沟龋。其中，六龄齿就是窝沟龋的多发部位。它是最早萌发的恒磨牙，咀嚼功能非常强大，但也最容易发生龋病，甚至造成牙体过早脱落。所以，保护儿童的第一颗恒磨牙相当重要，而窝沟封闭是预防龋齿最简单有效的方法。

一般到6岁左右，"六龄齿"会萌出，这颗牙齿的位置是从牙列的中间位置往后数第6颗，藏得很深，容易被忽略。大家切记，"六龄齿"是伴随我们一生的牙齿，永远不可替换。

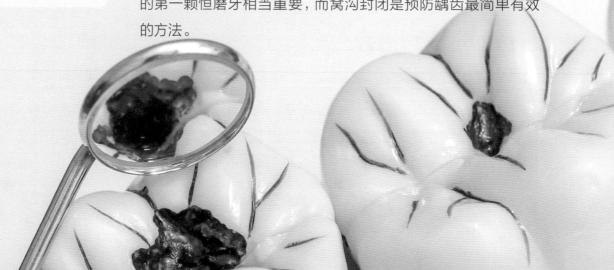

窝沟封闭的原理是什么，具体步骤又是什么？窝沟封闭就是用高分子树脂材料填满磨牙的窝沟和裂隙，隔绝外来的致龋因素，达到预防龋齿的目的。特别是那些窝沟较深、容易龋坏的牙齿，更应尽早进行窝沟封闭。

窝沟封闭使用的是树脂或玻璃离子类材料，这两种材料均安全、可靠、无毒。虽然窝沟封闭与涂氟都能预防龋齿，但它们保护的区域完全不同。对那些容易患龋齿的儿童来说，即便是给牙齿涂了氟，也可选择再做窝沟封闭。需要注意的是，窝沟封闭只能预防龋齿，并不具有治疗的功效。对已经患有龋齿的人来说，窝沟封闭千万做不得——因为不仅没用，还会把深藏在窝沟内的细菌永久地封存在牙齿里。窝沟封闭后，3天内避免进食过硬或有黏性的食物，定期（3—6个月）进行口腔检查。只要封闭材料能完整存在，就可起到预防窝沟龋的作用。如果封闭材料脱落，则应重新封闭。与此同时，切记仍要每天认真刷牙。

那么，已经患龋齿的人该怎么治疗？由于龋齿脱矿后无法再矿化，因此需要彻底去除龋坏组织，再使用填充材料进行修复，当龋齿病损过于严重时，则只能拔牙。所谓龋齿充填，就是使用某种材料对牙体缺损处进行修复。补牙后不宜立即咀嚼食物，因为此时填充物很有可能尚未完全固化，进食容易导致填充物受压松散、塌陷或脱落。一旦出现局部疼痛、肿胀、咬合高低不适或填充物脱落等问题，应及时复诊，请医生判断情况，进行再处理。此外，即便完成龋齿充填，我们仍要注意口腔卫生，如饭后漱口、按时刷牙、减少含糖食物的摄入等。

窝沟封闭的最佳年龄分别是 3 岁（乳磨牙）、6 岁（第一恒磨牙）、12 岁（第二恒磨牙）。其他窝沟较深的牙齿也可进行窝沟封闭。另外，有些易患龋齿的成年人也需要进行窝沟封闭。

并不是所有儿童和所有牙齿都需要做窝沟封闭，必须先请医生检查并确认是否可做。

一般而言，补牙后 2 小时内最好不要进食，24 小时内不宜用与补牙同侧的牙齿咀嚼食物。

乳牙迟早要换，龋坏不用治疗？

孩子的很多口腔功能是靠乳牙来完成的，如果放任乳牙坏了不管，局部疼痛、肿胀将是家常便饭。孩子不敢用坏牙吃饭，容易造成偏侧咀嚼，既会影响脸型，又会影响生长发育。因此，乳牙龋坏必须及早治疗。

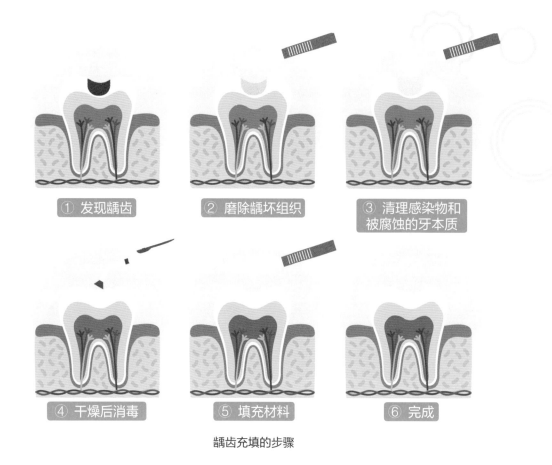

① 发现龋齿　② 磨除龋坏组织　③ 清理感染物和被腐蚀的牙本质

④ 干燥后消毒　⑤ 填充材料　⑥ 完成

龋齿充填的步骤

世界上公认的最科学的刷牙方法

刷牙也是有技巧的，世界上公认的最科学的刷牙方法是巴氏刷牙法，又称水平颤动法，由美国乡村医生查尔斯·卡塞迪·巴斯发明。此外，他还设计出了与这种方法配套的牙刷和牙线，这为他赢得"预防性牙科之父"的称号。

巴氏刷牙法的步骤如下所示：先在牙刷上挤上牙膏，接着将牙刷倾斜 45 度放在牙齿和牙龈交界处，轻轻地做小圆弧的旋转动作。这里要注意：上排的牙齿从牙龈处往下刷，下排的牙齿从牙龈处往上刷，每次刷 2—3 颗牙，反复刷 8—10 次。刷完整侧的牙面，再垂直刷牙齿咬合面，最后刷舌侧面的牙齿。

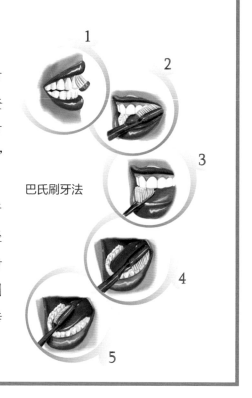

巴氏刷牙法

你的牙刷选对了吗

"工欲善其事,必先利其器。"除了掌握正确的刷牙方法外,我们还需要配备一把合适的牙刷。选择牙刷时应考虑以下三方面。

一是牙刷头的大小和形状。牙刷头的前端应为圆钝形,长度为2.5—3.2厘米,宽度为0.8—1厘米,有2—4排刷毛,每排5—12束刷毛。其实,最简单的判断方法是让牙刷头能在口腔里灵活地转动,刷到每一个牙面。

二是刷毛的硬度。刷毛一般可以分为软性、中性、硬性三种。建议选择中性硬度,因为太软的不易清洁口腔,太硬的会刺激牙龈,甚至导致牙龈出血。

三是刷头与刷柄的角度。牙刷手柄应与手型匹配。当使用直线型刷柄时,用力不好掌握,而角度型刷柄更容易到达牙菌斑清除区域。一般来说,刷柄与刷头的角度以17—20度为宜。

这里要强调的是:每天早晚各刷一次牙,每次至少刷3分钟;牙刷用完后要洗涤干净,刷头向上,放在通风且有阳光处;定期更换新牙刷,千万不要和他人共用一把牙刷,以免造成某些疾病的传播;建议每次进食后都漱口。

也有人认为刷牙3分钟太累了,刷着刷着就想偷懒,这时电动牙刷就是一个比较好的选择。另外,刷牙的方法和工具固然重要,但爱牙护牙的意识和态度更为重要。

在某些特殊情况下,比如矫正牙齿或口腔出现其他问题时,选择刷毛的硬度和牙刷头的形状可能与这些原则有出入,需要听从牙医的指导。

曾有专家对使用1个月后的牙刷进行检测,发现其中含有大量致病菌,这些潜在的细菌随时都有可能通过破损的口腔黏膜、龋齿等侵入人体,引发多种疾病。如果牙刷刷毛变形或已使用约3个月,就应及时更换新牙刷。

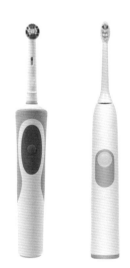

电动牙刷一般分为旋转式和声波振动式,具体如何选择因人而异。

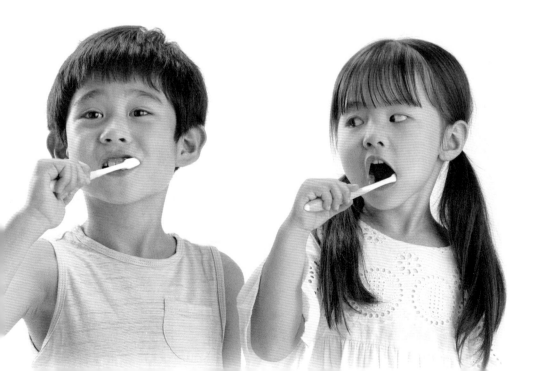

拯救模糊的视界

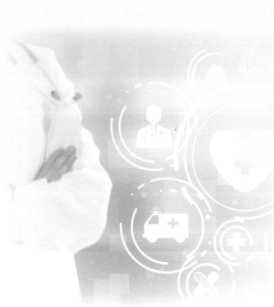

你将了解：

眼睛的基本构造

诱发近视的主要原因是什么

建立屈光档案的重要性

近视防治的误区

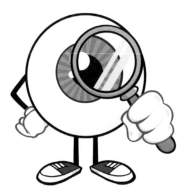

人的眼球大小在 6—8 岁后基本不变，耳朵和鼻子则会一直长。

"眼睛被称为心灵之窗，是中枢感官能够最完整、最丰富地欣赏大自然无限杰作的主要手段。"这是达·芬奇从绘画的角度来说的。作为最主要的学习感官，视觉在接收信息时不仅比听觉速度快、容量大，整体性也更强。因此自古以来，人们就把珍惜宝贵的东西比喻成像爱护眼睛一样。

世界卫生组织的一项研究报告显示：中国近视患者人数达 6 亿，其中中小学生近视人数已经超过 1 亿，青少年的近视率居世界第一。国家卫生健康委员会的调研数据显示：2020 年，我国儿童青少年总体近视率为 52.7%，其中 6 岁儿童为 14.3%，小学生为 35.6%，初中生为 71.1%，高中生为 80.5%。目前，青少年近视率仍在逐年攀升，并呈低龄化趋势。

世界上最精密的照相机

我们拍照时首先需要有充足的光线照亮物体，然后物体的光线通过照相机的镜头感光成像在底

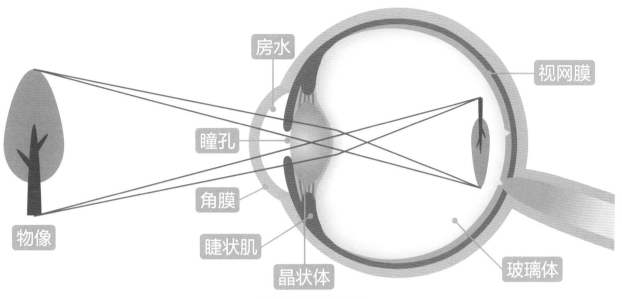

房水

视网膜

瞳孔

角膜

睫状肌

晶状体

玻璃体

物像

眼球结构和近视成像

片上，底片冲洗后才能变成可以看见的相片。人的眼球就如同一台精密的照相机，角膜、房水、晶状体、玻璃体等透明组织形成了一个"组合镜头"。瞳孔相当于照相机的光圈，晶状体相当于照相机的镜头，睫状肌相当于照相机的对焦系统，视网膜相当于照相机的底片。

诱发近视的主要原因是用眼不当，用 6 个字概括就是"长时间、近距离"。长时间看书或使用电子产品以及近距离用眼等，都会造成睫状肌痉挛，使眼轴增长，进而导致光线进入眼内后不能聚焦在视网膜上，而是成像在视网膜前，出现视物模糊，这就是近视。

到目前为止，还没有任何办法可以治愈青少年近视，因为近视是不可逆转的，一旦发生，情况只会越来越严重，直到 18 岁成年之后才会逐渐"稳定"。我们唯一能做的是从日常生活做起，防止近视进一步加重。比如：要保证睡眠，因为睡眠不足会引起神经失调，导致睫状肌调节功能紊乱，从而引起近视；不可过度食用甜食，因为糖分在代谢过程中会大量消耗人体内的维生素 B_1 和钙元素，使视网膜弹性降低，晶状体压力升高，眼球前后径拉长，从而导致睫状肌和角膜出现退行性病变，眼球壁弹力降低，进而诱发近视；看不清物体时不宜眯眼、揉眼，因为这会引起眼睑对眼球的压迫以及视疲劳、图像离焦、调节功能异常等，从而刺激眼轴增长，导致近视度数增长。

睫状肌是眼睛内部的一种肌肉，主要作用是调节晶状体的状态。当我们看近处时，睫状肌处于收缩状态，晶状体变厚；当我们看远处时，睫状肌处于放松状态，晶状体变薄。

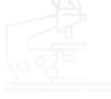
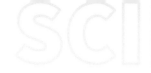

看不清不一定是近视

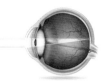

正常视力成像

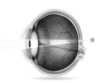

远视成像

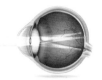

散光成像

　　近视是最常见的眼部问题，典型症状就是看不清远处的物体，但这不一定就是近视。它和远视、散光等统称为屈光状态不正常，也叫屈光不正。眼睛就像一台照相机，外界的光线能通过透明组织，并被这个"组合镜头"所折射而聚焦于视网膜上，这种折射能力叫屈光能力。其中，起屈光作用的主要是角膜和晶状体，这两大屈光组织决定着视力的好坏。如果物像能聚焦在视网膜上，则屈光状态正常，人能清晰地看见远处的物体，视力正常；如果物像不能聚焦在视网膜上，则屈光状态不正常，人看远处的物体是模糊的，视力就不正常。

　　因此，除了近视外，我们还要警惕其他眼部疾病的发生。无论是屈光不正（近视、远视、散光、老视）还是白内障、青光眼，都有可能导致看不清。一旦出现这种情况，一定要尽快去医院做一个全面的眼部检查，判断自己属于哪种眼部疾病。

科学护眼有妙招

眼睛与书本的距离应约为一尺，胸前与课桌的距离应约为一拳，握笔的手指与笔尖的距离应约为一寸。

　　如何才能保护我们的视力？正确的做法是：不在走路、吃饭、卧床时，以及晃动的车厢内和光线暗弱或阳光直射等情况下看书、写字、使用电子产品。非学习目的的电子产品使用时间单次不宜超过15分钟，每天累计不宜超过1小时。使用电子产品学习30—40分钟后，应休息一下，远眺放松10分钟。读写时要保持正确的姿势，做到"一尺、一拳、一寸"，读写的连续用眼时间不宜超过40分钟。每天上下午可各做一次眼保健操，这对改善我们的视力、缓解眼部疲劳有一定的作用。

　　此外，睡眠和营养也要保证，注意补充维生素 A、维生素 B_1、维生素 B_{12}、维生素 C、维生素 D 和维生素 E 以及铬、钙、锌等元素，加强户外运动等。在户外活动时，阳光能促进眼睛分泌神经递质多巴胺，这种物质有助于抑制眼轴增长。而且与室内相比，户外的视野比较开阔，看远处时，睫状肌处于完全放松的状态，血液供应比较充足，可以缓解视力疲劳。

你会做非接触式眼保健操吗

2020 年 6 月 6 日，正值第 25 个全国"爱眼日"，上海市卫生健康委员会、上海市眼病防治中心（上海市眼科医院）等单位联合发布了国内首套非接触式眼保健操，具体操作方法如下。

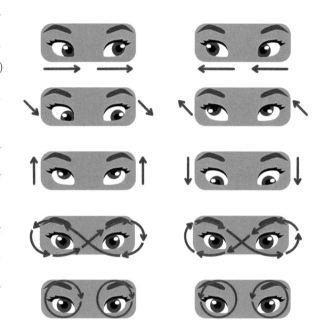

非接触式眼保健操

前奏：身体坐正，轻闭双眼。双手放在背后，轻轻相握。收腹挺胸，放松面部肌肉，深呼吸后睁开双眼。

第一节：开合双眼。保持身体和头部不动，轻轻用力闭上眼睛。停留两拍，之后睁开眼睛，再停留两拍，如此重复做四个八拍。

第二节：十字运动。保持身体和头部不动，眼睛依次往上、下、左、右看。随着音乐口令，每一拍换一个方向，连续做四个八拍。

第三节：双眼画圈。保持身体和头部不动，以眼睛上方为起点，先沿顺时针转动，每四拍转一圈，连续做两个八拍；再沿逆时针转动，每四拍转一圈，连续做两个八拍。

第四节：远近交替。双手相扣，自然放于桌前（约 1 尺），远看黑板（2.5 米以上），停留两拍，近看双手，停留两拍，如此重复做四个八拍。

尾曲：双手放在腿上，轻闭双眼，身体自然放松，深呼吸后睁开双眼。

近年来，一系列针对眼保健操开展的科学研究表明：眼保健操能改善眼调节功能，缓解眼疲劳，但完全依靠眼保健操，并不能起到预防近视、控制近视进展的作用。对用眼负担越来越重的广大学生来说，还需要同时增加户外活动时间，减少长时间近距离用眼。

为眼睛办张"身份证"

你知道吗？我们的眼睛也拥有"身份证"。这张"身份证"记录了眼球发育的所有客观信息，被称为眼屈光发育档案，主要筛查内容为眼外观检查、瞳孔对光反射、红光反射、视动性眼震、屈光度数、角膜曲率、眼轴长度、前房深度、眼压及斜视度等。

在儿童成长过程中建立眼屈光发育档案可动态监测视力（包括裸眼视力、日常生活视力和最好矫正视力等）、眼压、眼球发育（包括眼睑、角膜、晶状体、眼底视网膜和屈光度等）的客观数值，帮助家长和学校及时发现孩子近视的苗头，从而进行科学的干预。需要建立儿童眼屈光发育档案的对象主要是 3—12 岁儿童，这项工作从儿童进入托幼机构便可开始。

建立眼屈光发育档案主要有以下几个作用。首先，能及早发现儿童是否有眼疾。除了验光外，视光医师还会检查儿童的眼位（确定有无斜视）、晶状体（确定有无先天性白内障）及眼底（确定有无先天性青光眼或其他眼底病变）等情况，相当于给儿童的眼睛做一次全面检查。其次，能及早发现儿童眼屈光是否异常，如高度远视、近视、散光和弱视。家长可了解儿童眼屈光发育的现状和进程，有效预警近视等情况的发生和发展。最后，医生会根据眼屈光发育档案资料，及时提出有效的近视控制方法和手段，做到早干预、早控制，这也是建立眼屈光发育档案最主要的目的。

3 岁以上已有一定认知水平的儿童应尽早到医院或视光中心建立眼屈光发育档案，记录眼轴长度、角膜曲率等数据。档案建立后，建议每半年检查一次。

通常而言，如果出现近视度数加深或镜片磨损、眼镜变形等情况，都应及时更换镜片或镜框。青少年应每半年进行一次视光检查；成年人应每年进行一次视光检查，根据检查结果来决定是否需要更换眼镜。

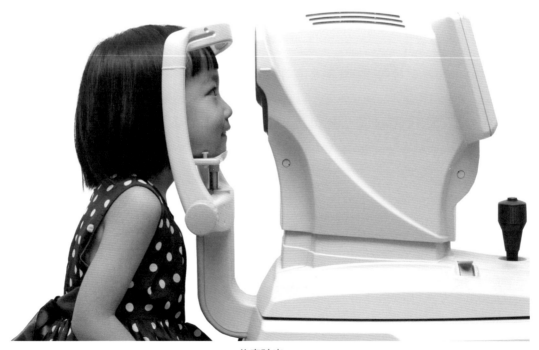

儿童验光

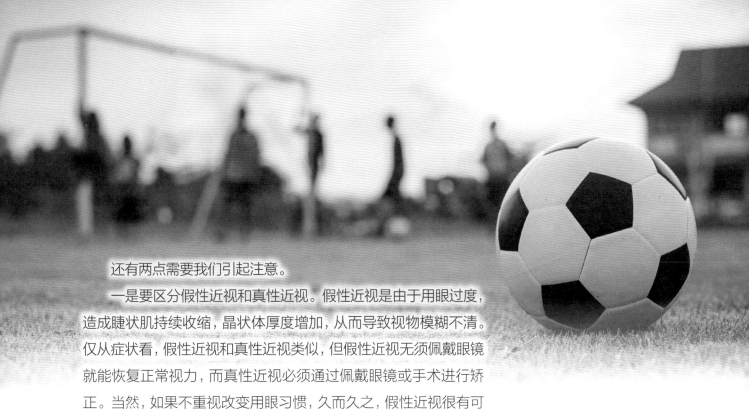

还有两点需要我们引起注意。

一是要区分假性近视和真性近视。假性近视是由于用眼过度，造成睫状肌持续收缩，晶状体厚度增加，从而导致视物模糊不清。仅从症状看，假性近视和真性近视类似，但假性近视无须佩戴眼镜就能恢复正常视力，而真性近视必须通过佩戴眼镜或手术进行矫正。当然，如果不重视改变用眼习惯，久而久之，假性近视很有可能发展成不可逆的真性近视。

如果青少年长期佩戴一副度数不合适的眼镜，就容易引起近视度数的加深，这就是被很多家长与医生忽视的医源性近视。度数合适的眼镜能为近视患者提供清晰的视界，有利于控制近视的发展。相反，近视患者不佩戴眼镜，就会出现视物不清的情况，影响生活，进而导致眼疲劳，不利于近视防控。

二是要知道近视有较大的遗传因素。这并不是说父母有近视，子女就一定会近视，而是近视发生的可能性更大。近视是遗传因素和后天因素共同作用的结果，具体情况因人而异。在真性近视发生前会出现假性近视的可能，所以一旦发现视物不清，一定要及时就医，按医嘱采取措施。

医源性近视，就是佩戴未经正规医院验光和制作的眼镜造成近视或加速近视恶化。

"目"浴阳光，经常到户外活动，是最好的近视预防措施。

长期佩戴近视眼镜会加深近视度数？

发现孩子近视了，很多家长都不愿意直接给他们配眼镜，担心戴眼镜会加深近视度数，真的是这样吗？其实，近视患者佩戴眼镜之后度数加深，是近视度数自然发展的结果，并不是戴眼镜造成的。相反，戴眼镜是缓解近视最简单、安全的一种方法。总之，是否佩戴近视眼镜取决于裸眼视力能否满足生活、工作或学习需求，长期佩戴合适的近视眼镜并不会加深近视度数。

眼镜的起源

说起眼镜，现在几乎无人不知，无人不晓，但倒退到三四百年前可就大不相同了。那时候，很少有人知道眼镜，其价格也非常昂贵，一副眼镜甚至抵得上一匹马。

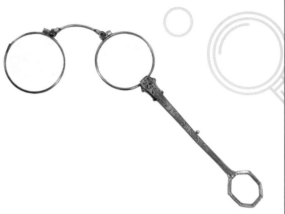

眼镜最初也不叫这个名字，而是两个书写和辨认起来都很困难的字——叆叇（ài dài），形容浓云蔽日的样子。明代文学家田艺蘅撰写的《留青日札》中有这样一段记载："提学副使潮阳林公有二物，如大钱形，质薄而透明，如硝子石，如琉璃，色如云母。每看文章，目力昏倦，不辨细书，以此掩目，精神不散，笔画倍明。中用绫绢联之，缚于脑后，人皆不识，举以问余。余曰：'此叆叇也。'"

早期眼镜的主要作用是放大字体。

这段话的意思是：提学副使林大春先生有两件东西，铜钱那么大，又薄又透明，像硝子石，又像琉璃，颜色和云母差不多。每当他阅读文章，眼睛昏花，看不清书上的小字时，就把那东西放在眼前，于是人立刻变得精神集中，书上的字也看得清清楚楚了。使用时，把它用绢带绑缚在脑后。人们都不知道那是什么东西，拿来问我。我告诉他们，这叫作叆叇。

眼镜究竟源于何时？是谁发明了眼镜？一直以来，这些问题并无定论。尽管中国现代意义上的光学玻璃眼镜是由国外传入的，但输入的不过是一种眼镜原材料，而不是眼镜这项技术发明。在此之前，我国早已发明和制造了以天然水晶石为原料的眼镜，并且掌握了一定的光学知识和高超的水晶透镜磨制技术。当时，我国的眼镜大部分是保护眼睛的水晶平光镜、茶晶和墨晶等遮阳镜以及能够放大的老花镜，很少有能矫正视力的近视镜。而且，由于当时制造镜片的原材料均为天然水晶石，眼镜的价格甚高，一般的平民百姓难以承受，只能成为供宫廷贵族和富裕商贾们使用的奢侈品。

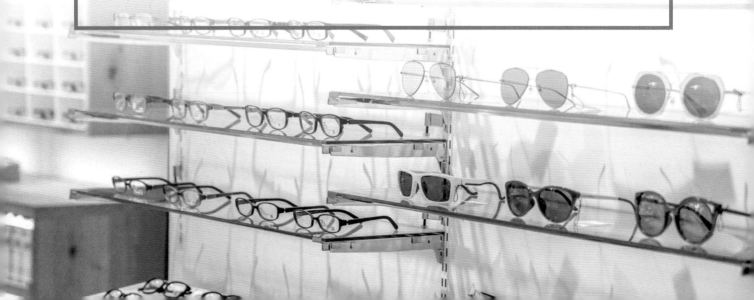

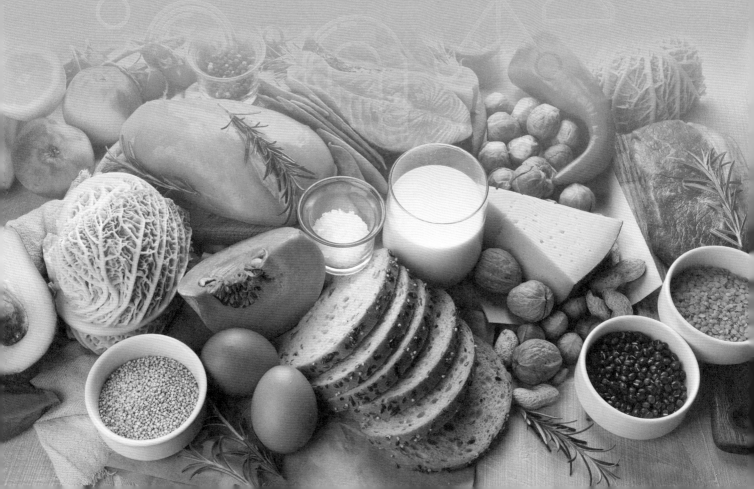

民以食为天

3

健康的一天从早餐开始

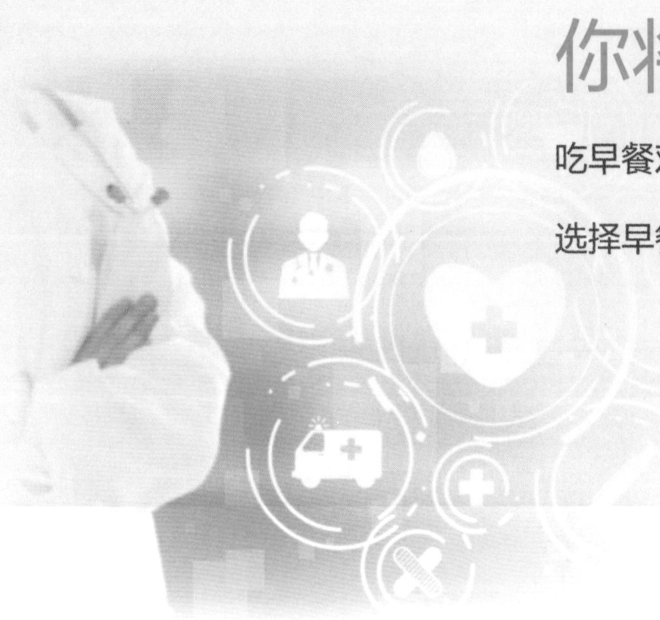

你将了解：

吃早餐对于健康的重要性

选择早餐的四条原则

营养素是指能维持人体健康以及生长、发育和运动所需要的各种物质。

"人是铁，饭是钢，一顿不吃饿得慌。"吃饭，或者更书面的说法——饮食，不仅仅是吃米饭或填饱肚子，它是人类摄取营养、获取能量的一个过程。我们的身体包含了 40—60 万亿个细胞，不同功能的细胞组成了器官和组织。正如汽车行驶要消耗汽油，机器运作要供给电力，这些器官和组织的正常运转离不开各类营养素的支持。

早餐：能量加油站

目前，很多学生因为学业繁重，功课做到很晚，第二天起床迟了，吃块面包或饼干就出门了，甚至还有人连早餐也不吃，这是非常不利于健康的做法。我们吃饭的目的是维持各种生命活动以及满足身体生长发育的需求，而食物中包含的各种营养素是生命存在的物质基础。

现在，大多数人仍然奉行"一日三餐"，其中前一天的晚餐时间和第二天的早餐时间间隔最长。如果这一天不吃早餐，那么当天上午所需的能量只能依靠前一天晚餐的能量储备。而人体的能量储备是有限的，前一天晚餐的能量储备很难满足整个上午的需求，再加上青少年的胃容量小于成年人，一次性摄入的食物有限，若是在学习状态下，他们通常需要更多的能量。据统计，学生在上午学习时所消耗的能量约占全天能量消耗的 35%—45%。因此，很多学生在上午 10 点左右就会出现犯困、注意力不集中等情况。大家常常会将此归咎于前一天晚上没休息好，殊不知其实是肚子饿了，"没电"了。

除了能量供应不足外，不吃早餐还有以下六大弊端。

第一，易得胆结石。胆囊内的胆汁在晚餐后重新开始储存，若第二天不吃早餐，经过约 12 小时的贮存、浓缩，胆汁中的胆固醇饱和度较高，容易形成胆固醇结晶。日复一日，这些结晶就会逐渐变成结石。而在正常吃早餐的情况下，胆囊的收缩可促使胆固醇随胆汁排出，同时食物刺激胆汁分泌，也可降低胆汁中的胆固醇饱和度，因此不易形成结石。

第二，易患消化系统疾病。正常情况下，前一天晚上吃的食物在约 6 小时后就会从胃里排空，进入肠道。若第二天不吃早餐，胃酸及胃内的消化酶会破坏胃黏膜屏障，很容易引起胃溃疡及十二指肠溃疡等消化系统疾病。

第三，容易便秘。在三餐定时的情况下，人体内会自然产生胃结肠反射现象，简单地说就是胃装满后大肠快速蠕动，进而促进排便。若长期不吃早餐，则有可能造成胃结肠反射失调，导致便秘。

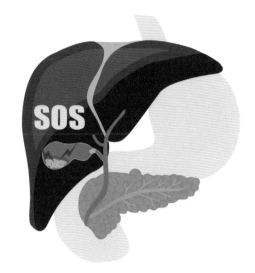

胆结石会随着胆汁的流动在胆囊和胆管内活动。

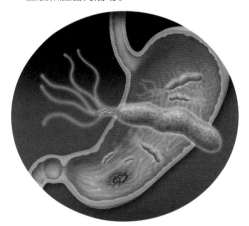

胃溃疡易导致上消化道出血、溃疡穿孔、幽门梗阻、癌变等并发症。

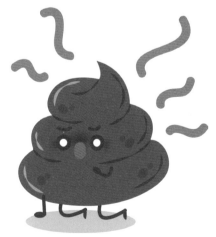

通俗地说，便秘就是拉不出来、拉得少、拉得不爽。其实，便秘不是一种病，它和发烧一样是一种症状。

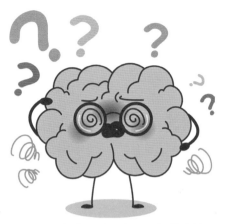

如果经常不吃早餐，正在发育的大脑可能会受伤，从而影响智力发育。

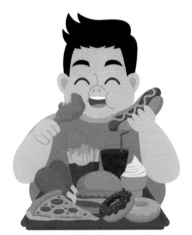

和经常吃早餐的人相比，经常不吃早餐（每周少于 3 次）的人平均体重要重 1.9 千克。

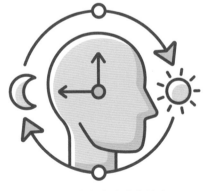

人的健康长寿由生物钟支配。

第四，损害大脑。虽说脑组织的重量只占人体总重量的 2%—3%，但大脑的血流量约为每分钟 800 毫升，耗氧量约为每分钟 45 毫升，耗糖量约为每小时 5 克。儿童的脑组织正处于发育期，对血液、氧气、葡萄糖的需求都比成年人高。如果血糖水平过低，脑意识活动就会出现障碍。长此以往，脑组织的重量和形态发育会受到影响，进而导致记忆力和智力下降。

第五，容易肥胖。人体一旦意识到营养缺乏，首先消耗的是碳水化合物和蛋白质，最后消耗的才是脂肪。而且，不吃早餐会让人产生更强烈的饥饿感，午餐和晚餐吃得更多，反而容易变胖。

第六，影响寿命。长期不吃早餐会打乱生物钟的正常运转，使人体所需营养无法及时得到补充，进而导致生理功能减退。再加上不吃早餐带来的种种疾病，人的寿命势必会受到严重影响。

选择早餐牢记"四个不"

早餐是随便吃什么都可以吗？其实不然，选择早餐时，我们要遵循以下四条原则。

第一，不吃西式快餐。很多人认为西式快餐简单方便、营养丰富，其实西式快餐并不适合中国人。西式快餐大多是高热量、高油脂的食物。清晨，人的肠胃处于刚刚苏醒的状态，如果吃太油腻的食物，难免会承受不了，而肠胃的不适又有可能直接影响后续的午餐甚至晚餐。

第二，不吃油炸食品。很多人早上因为贪图方便会吃一些油炸食品，比如油条，但已有研究证明，经常吃油条不利于身体健康，因为在炸油条的过程中，油脂经过反复高温加热会产生各种对人体有害的物质。

第三，不吃各种零食。千万不能把各种零食作为早餐，如巧克力、饼干、膨化食品。这些小零食的营养成

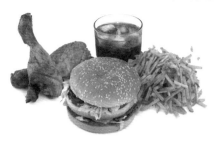

分比较单一，而且添加了多种防腐剂，若长期将其作为早餐食用，自然不利于身体健康。

西式快餐的热量和油脂非常高。

第四，不吃剩饭剩菜。有些人习惯把前一天晚上没有吃完的剩饭剩菜当作早餐，认为这样既简单方便，又能保证营养。但事实是剩饭剩菜在保存不当的情况下，亚硝酸盐含量明显上升，容易造成健康风险。长期吃剩饭剩菜还有可能诱发胃癌。

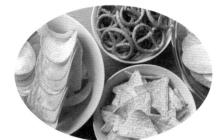

把各种零食作为早餐最易伤肠胃。

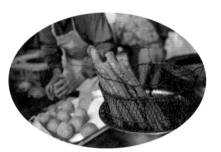

食品油炸后会产生大量的饱和脂肪酸，长期食用有可能致癌。

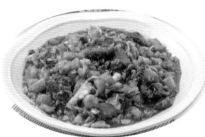

剩饭剩菜隔夜后会产生一种间接致癌物——亚硝酸盐。

一日三餐的由来

上古时期，人们居无定所，物资极度匮乏，没有早餐、午餐、晚餐之分。后来，随着人类文明的发展，人们逐渐学会了如何识别和驯化兽类、如何辨认果实和种子，并把采集到的植物的块茎、籽粒等种植在居住地周围。有了稳定的食物来源后，人们还通过使用多种加工与贮藏方法来延缓食物的存放时间，以满足日常所需。

大约从商朝开始，人们有了定时吃饭的习惯，但当时却是"两餐制"。依据甲骨文中关于白天时称的记载：人们一天只吃两餐，上午9—10点为"大食"，即"朝食"，也就是早餐；下午4—5点为"小食"，即"夕食"，也就是晚餐。那么，一日两餐是从什么时候开始转变为一日三餐的呢？从相关史料来看，"三餐制"始于春秋时期，最初是贵族们的专权。春秋战国至秦汉时期，"三餐制"只存在于上流社会，寻常百姓每天还是只吃两顿饭。汉朝以后，"三餐制"逐渐流行，但受当时生产力低下影响，很多地区仍然实行"两餐制"。因为在农耕社会，人们"日出而作，日落而息"，白天出发前吃一顿饱饭，中午一般仍在劳作，晚上休息时则没必要吃太饱，毕竟当时的粮食非常金贵。到了隋唐时期，一日三餐成为人们的基本用餐习俗。

怎样吃饭更健康

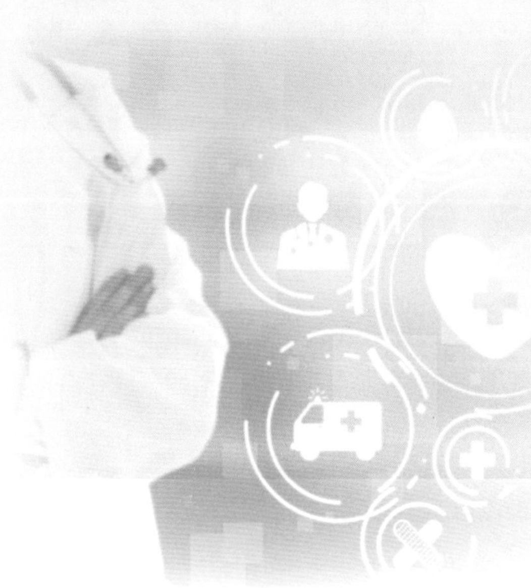

你将了解：

五类食物构成中国居民平衡膳食宝塔

垃圾食品会对健康造成哪些危害

如何正确地吃零食

传统意义上的营养素主要分为蛋白质、脂肪、碳水化合物、维生素、矿物质和水六大类，后来又新增了纤维素。

现代医学研究表明，人体所需的营养素不下百种，其中一些可由自身合成、制造，而人体无法合成、制造且必须从外界摄取的营养素有 40 多种，可以分为蛋白质、脂类、碳水化合物、维生素、矿物质、水、纤维素七大类。因为这些营养素主要来自食物，所以合理安排一日三餐非常重要。

跟着膳食宝塔列菜谱

如果仅从数量上来说，我们是不是每天都得吃 40 多种食物？很难想象我们每顿饭都要在餐桌上摆几十个碗碟，即使是"大胃王"也吃不了那么多。其实，关于怎样吃饭更健康是有科学指导的。由中国营养学会修订编写的《中国居民膳食指南（2022）》就对此做出了详细的说明，最全面直观的就是中国居民平衡膳食宝塔图。这个宝塔与我们的饮食息息相关，绝对不是超

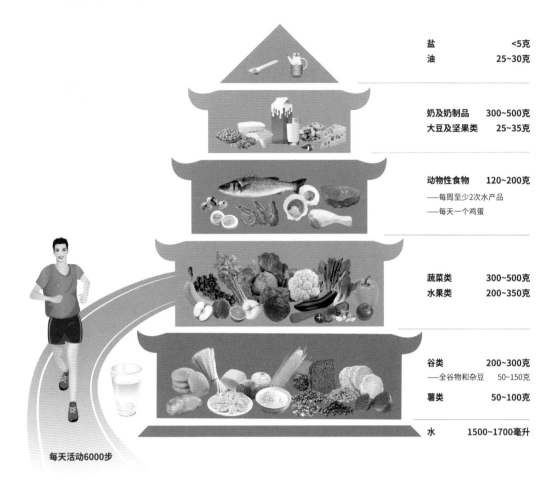

| 盐 | <5克 |
| 油 | 25~30克 |

| 奶及奶制品 | 300~500克 |
| 大豆及坚果类 | 25~35克 |

动物性食物	120~200克
——每周至少2次水产品	
——每天一个鸡蛋	

| 蔬菜类 | 300~500克 |
| 水果类 | 200~350克 |

谷类	200~300克
——全谷物和杂豆	50~150克
薯类	50~100克

| 水 | 1500~1700毫升 |

每天活动6000步

中国居民平衡膳食宝塔图

脱现实的象牙塔。膳食宝塔共分为五层，包含我们每天应吃的主要食物种类。每层的位置和面积不同，下大上小，这在一定程度上反映了各类食物在膳食中的地位和应占的比重。

第一层是谷类和薯类。谷类包括小麦粉、大米等细粮及玉米、黑米、高粱等粗粮；薯类包括红薯、马铃薯、木薯、芋头等；杂豆包括除大豆之外的其他干豆类，如赤小豆、绿豆、芸豆。谷类的选择应重视多样化和粗细搭配，建议每天摄入谷类食物 200—300 克（其中全谷物和杂豆 50—150 克）、薯类 50—100 克。

第二层是蔬菜类和水果类。建议餐餐有蔬菜，保证每天摄入300—500 克新鲜蔬菜，其中深色蔬菜应占二分之一；天天吃水果，保证每天摄入 200—350 克新鲜水果。但切记果汁不能代替新鲜水果，蔬菜和水果也不可互换。作为维生素、矿物质、纤维素的重要来源，蔬菜和水果不仅水分多，能量低，还含有大量植物化学物质等功能性营养素，对保持身体健康、改善肠道功能、提高免疫力、降低患多种慢性病的风险具有重要作用。

谷类含有丰富的碳水化合物，是人体所需能量的主要来源之一。

植物化学物质被誉为"植物给予人类的礼物"，是植物中含有的活跃且具有保健作用的物质。例如，研究人员在 329 种天然药物中反复筛选和实验，发现缬草中的一种活性物质具有高效阻断并杀灭艾滋病毒的作用。

第三层是动物性食物。建议每天摄入畜禽肉 40—75 克、水产品 40—75 克、蛋类 40—50 克，每天共计摄入总量 120—200 克。优先选择鱼类和禽类，吃鸡蛋不弃蛋黄，少吃肥肉及烟熏肉、腌制肉制品。由于猪肉中的脂肪含量较高，尤其是饱和脂肪酸，因此要尽量选择瘦猪肉。禽肉富含不饱和脂肪酸，可适当多食用。鱼、虾等水产品脂肪含量低，蛋白质丰富且易于消化，是优质蛋白质的良好来源，而且其中还含有俗称"脑黄金"的 DHA。

> DHA 是大脑和视网膜的重要构成成分，对婴儿的智力和视力发育至关重要。

第四层是奶及奶制品和大豆及坚果类。奶类有牛奶、羊奶、马奶等，建议多吃各种各样的奶制品，每天摄入液态奶 300 克。同时要经常吃豆制品，但坚果适量食用即可。因为坚果富含油脂，过量食用会导致消化问题等。

第五层是盐和油。建议培养清淡饮食习惯，少吃高盐和油炸食品。成年人每天摄入食盐不超过 5 克，每天摄入烹调油 25—30 克。特别要注意的是，盐必须控制在 5 克以内，其中包括酱油和其他食物中的食盐。

> 20 毫升酱油中一般含 3 克食盐。

此外，还要控制糖的摄入量。糖的摄入量每天不超过 50 克，最好控制在 25 克以下；反式脂肪酸的摄入量每天不超过 2 克；足量饮水。成年人每天饮水 7—8 杯（1500—1700 毫升），提倡饮用白开水和茶水，不喝或少喝含糖饮料。

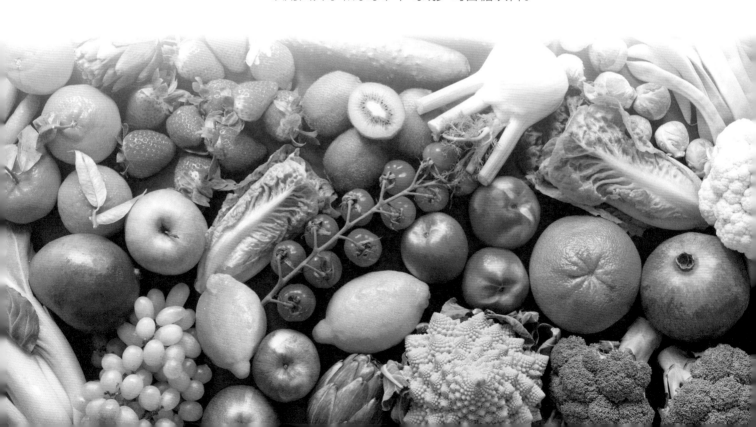

当然，凡事都不能固守教条，膳食宝塔建议的每人每日食物摄入量范围适用于一般的健康成年人，实际应用时可根据个人的年龄、性别、身高、体重、劳动强度等适当调整。同时，所有食物摄入量是一个平均值，每日膳食中应尽量包含，但无须严格按照膳食宝塔建议的各类食物摄入量进食，总体符合建议量即可。我们也可对食物进行同类互换，调配丰富多彩的一日三餐。

儿童青少年正处于生长发育的关键时期，平衡膳食可以保证充足的营养摄入。针对青少年的合理膳食需要注意：三餐定时定量，两餐间隔 4—6 小时；早餐提供的能量应占全天总能量的 25%—30%，午餐占 30%—40%，晚餐占 30%—35%；三餐不能用糕点、甜食或零食代替。

同类互换就是以粮换粮，以豆换豆，以肉换肉。

垃圾食品的是与非

"垃圾食品"并不是一个正式术语，常常被用来形容那些热量很高且热量主要来自脂肪和碳水化合物的食品。在西方，垃圾食品最开始是指汉堡包、薯条等，后来延伸到炸鸡及可乐等碳酸饮料。进入中国后，方便面、油条、烧烤、蜜饯等也被纳入垃圾食品的行列。垃圾食品概念的出现，主要是因为生活水平提高后出现了大量的肥胖人群，同时高血脂、高胆固醇、高血压、糖尿病、癌症等发病率明显升高，这些疾病的发生多是营养过剩造成的。垃圾食品由于热量高，优质蛋白质、纤维素和微量元素缺乏，被认为与高血脂、高胆固醇、高血压及肥胖症密切相关。因此，在健康日益受到重视的今天，垃圾食品遭到了人们的嫌弃和抵制。

垃圾食品真的不能吃吗？答案其实是否定的。一个人吃得是否健康、营养，关键不仅在于食物搭配是否合理，还与其健康状况、生活环境、生活习惯等密切相关。对身处食物匮乏地区、营养不良的人来说，多吃一些炸鸡、汉堡包也无妨。对肥胖或超重、营养过剩的人来说，则要注意减少热量的摄入，不吃或少吃高热量食物。但不可否认的是，很多人确实难以抵挡垃圾食品的诱惑，这类食品往往是甜食、高盐食物，而对甜食、高盐食物的偏好是由人类的基因决定的，因为甜味和咸味能给人带来愉悦感。

用来制作蜜饯的水果通常质量较差，糖分、盐分含量过高，含有防腐剂、香精等。

肥胖症是世界卫生组织确定的十大慢性病之一，也是当今社会仅次于吸烟的致死原因。

对儿童青少年来说，偶尔吃炸鸡、汉堡包之类的食物并无不可，但要注意频率和数量。另外，食用这些食物后，要主动减少其他食物的摄入量，适当增加蔬菜的摄入量，以保证营养均衡和对总热量的控制。

昂贵的鲍鱼营养价值非常高？

鲍鱼是中国传统的名贵食材，位居四大海味之首。在各类大型宴会中，鲍鱼经常榜上有名，成为中国经典国宴菜之一，被人们称为"海洋的耳朵"。那么这种"鱼"的营养价值真的很高吗？事实上鲍鱼不是鱼，它属于腹足纲鲍科的单壳海生贝类，是一种海洋软体动物。它的蛋白质含量在水产中属于中等，脂肪含量较低，但胆固醇含量较高，从微量营养素的角度看，维生素 A 和维生素 E 的含量不错，但别的营养也很一般。换言之，它和田螺、河蚌的营养价值十分接近，所以吃鲍鱼和其他贝类并没有什么差别。

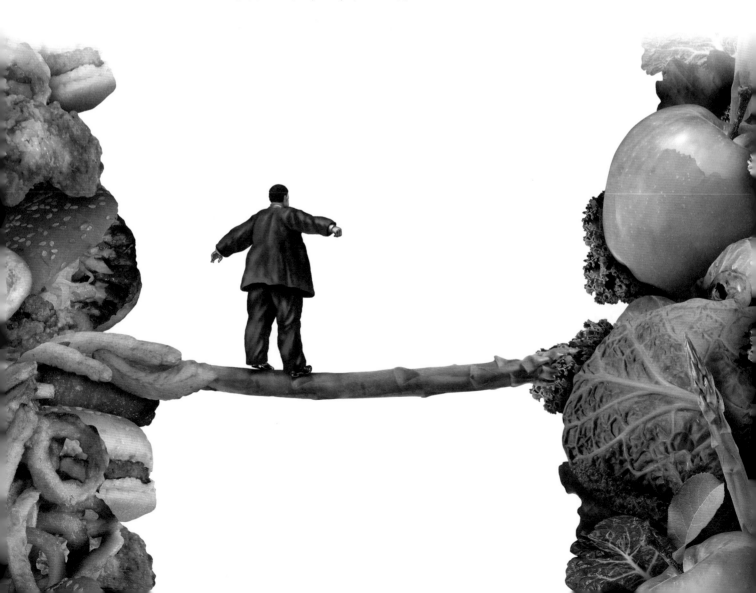

零食的正确打开方式

美味可口的冰激凌、香甜浓郁的巧克力……提起零食，大多数人的第一反应时"不健康""没营养"，其实零食并非"一无是处"，只是我们没有吃对。这里所说的零食是指正餐之外所吃的少量食物或饮料（不包括水），不仅包括大家熟知的膨化食品、糖果、巧克力、饼干、蛋糕等，还包括新鲜蔬菜和水果、奶制品、坚果等。

怎样做才是零食的正确打开方式呢？

首先，要分清主次，保证三餐，不可用零食来代替。也就是说，我们要把三顿正餐安排在合理的时间，以合理的搭配，吃合理的量，零食仅仅作为一种补充。需要注意的是，学生每天吃零食不要超过 3 次，从零食中获取的能量不要超过每日总量的 10%。

其次，要聪明地吃。通过前文的膳食宝塔，我们已经了解了不少营养知识，并对如何选择零食有了一定的判断力。比如，零食优选水果、奶类和坚果等，尽量少吃高盐、高糖、高脂肪的烟熏或油炸食物，不喝或少喝含糖饮料，不饮酒。

进食过多高热量食物固然容易发展成肥胖，但若总是避开膳食宝塔的第一层——富含碳水化合物的谷类和薯类食物，就有可能出现体重过轻的情况。其实，少了膳食宝塔中的任何一层，都会导致我们的身体出现问题。现在有些学生明明没有超重、肥胖，却通过过分节食、不喝水、少睡觉等极端做法来保持所谓的"身材"，反而引发了贫血、神经性厌食症等，对健康造成不利影响，严重的甚至可威胁生命安全。对儿童青少年来说，只有科学合理饮食并配以相应的运动，才能拥有真正健康、健美的好身材。

有的孩子为了减肥，少吃或不吃正餐，饿了就用零食来消除饥饿感，长此以往，会引发营养失衡、新陈代谢紊乱等问题，影响身体健康及正常的生长发育。

吃零食不仅要有节制，还要注意安全。所有的零食必须是正规厂家生产且在保质期内的。大家可以学习一下《中国儿童青少年零食指南2018》。

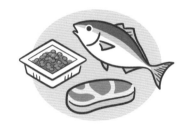

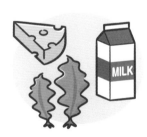

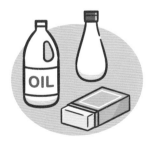

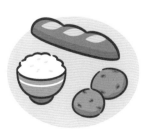

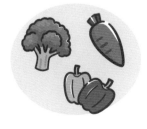

别不把"肥胖"当回事儿

你一定听说过身体质量指数（Body Mass Index，简称 BMI）吧？它又称体质指数或体重指数，是目前国际上常用的衡量人体胖瘦程度以及是否健康的一个标准，计算公式为：BMI= 体重（kg）÷ 身高（m）的平方。在我国，正常成年人的 BMI 数值在 28 以上为肥胖，24—27.9 为超重，18.5—23.9 为正常。

也许有人觉得胖点也不错，看起来"萌萌的"，但其实肥胖是一种病，它会对心脏、肝脏、肺、动脉、大脑等多个器官造成损害，进而影响寿命。有研究表明，超重或肥胖的学生中高血压、高血糖、血脂异常和代谢综合征的比例明显高于正常体重的学生。正如上文所述，肥胖和超重是两个概念。肥胖是指身体内脂肪组织的过度堆积。超重则有两种可能：一种是青春期发育加上大量的体育锻炼，使我们的肌肉迅速增加；另一种是脂肪的增加，是肥胖的前期状态。所以，一旦发现体重超重，我们就要引起重视。

造成肥胖的主要原因有：吃得多动得少，甚至是暴饮暴食，以至于发展到属于疾病的暴食症；在吃得多的同时还挑食，摄入过多的高糖、高脂、高能量食物。中国营养学会提出"每天活动 6000 步"，可见除了合理膳食之外，积极的运动也必不可少。吃动两平衡，才能保证身体健康。

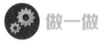 做一做

请把一周的三餐菜谱记录下来，对照着膳食宝塔看看自己哪些吃得少、哪些吃得多。

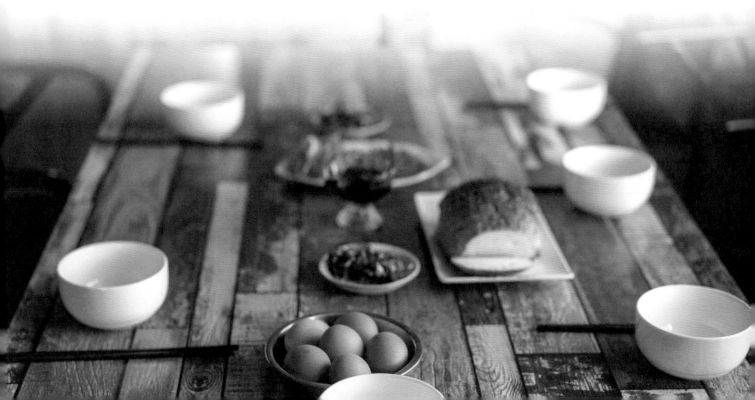

舌尖上的安全

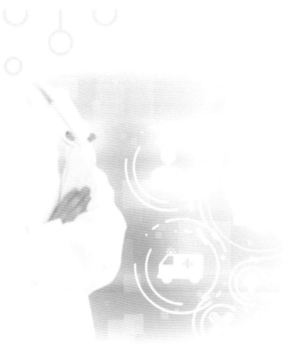

你将了解：

五类食品安全问题须引起重视

食品标签的内容与作用

2018 年 12 月，联合国大会通过决议：自 2019 年起，每年 6 月 7 日为世界食品安全日。"民以食为天，食以安为先"，目前食品安全还没有一个统一、明确的定义。我国《食品卫生法》对食品的相关规定是"食品应无毒、无害""防止食品污染和有害因素对人体的危害，保障人民身体健康，增强人民体质"。由此可见，食品安全作为最基本、最直接、最重要的民生问题之一，关系到我们每个人的身体健康和生命安全。

食品安全只是相对的，即在可接受的风险范围内不会对我们的健康造成损害。

食品安全无小事

食品从原料生产、加工、贮存、销售到消费的各个环节，都可能存在不安全因素。近年来，越来越多的新型食品走上餐桌，人们吃的食品变得越来越复杂，食品中的不安全因素也随之增加。

总体来说，食品安全问题可以归纳为以下五类。

一是物理性不安全因素。一方面，食品中的杂质越来越多，如生产过程中带入的沙土、杂草、昆虫等；另一方面，环境中的放射性污染物通过土壤、地下水等途径进入农作物，而这些农作物很有可能被人们误食。

二是化学性不安全因素。主要来自农药、兽药残留，采矿、交通、城市排污等产生的环境污染，食品加工、贮藏和包装过程中产生的有机物污染，某些动植物和菌类食品本身含有的天然毒素等。

三是生物性不安全因素。主要是细菌、霉菌、病毒、寄生虫及其虫卵等。细菌和霉菌污染食品后会导致食品腐败变质或霉变，产生的毒素会引起食物中毒；致病性细菌、病毒及寄生虫污染食品后会导致传染病的流行。

四是假冒伪劣食品。为了降低成本，制造商在假冒伪劣食品的生产和加工过程中往往没有进行严格的质量控制，其中的有害成分可能会对人体造成严重损害。

五是新型食品安全问题。随着食品新技术的发展，新型食品越来越多，一旦利用不当，就有可能产生食品安全问题，比如某些中草药食品、转基因食品。

黄曲霉毒素是迄今为止发现的毒性最强的一类真菌毒素，多见于发霉的粮食、粮制品及其他霉腐的有机物。

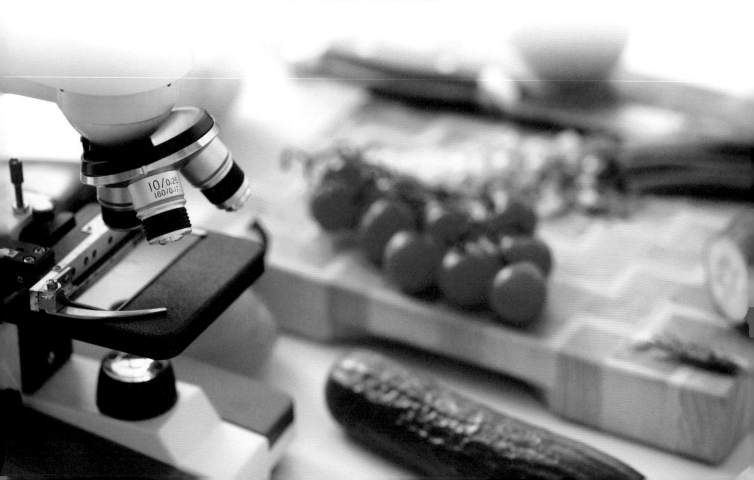

食品标签知多少

2022 年 4 月发布的新版《中国居民膳食指南》总结了 8 条平衡膳食准则，其中一条是"会烹会选，会看标签"，这里的"标签"就是食品标签。那么，面对市面上琳琅满目的预包装食品，你能根据标签内容做出正确的选择吗？

食品标签是指预包装食品容器上的文字、图形、符号以及一切说明物，相当于食品的"身份证"。在阅读食品标签时，我们需要重点关注以下七方面。

一是生产日期、保质期和贮存条件。生产日期是指食品在生产线上完成所有工序，经过检验并包装成可在市场上销售的成品时的日期和时间。保质期是指预包装食品在标签指明的贮存条件下保持品质的期限，在此期限内的食品适合销售，并可保持标签中不必说明或已经说明的特有品质。贮存条件是指食品放在什么环境条件下不会变质。

二是食品名称。食品名称要放在食品标签的醒目位置，并且清晰地标示反映食品真实属性的专用名称。比如，橙汁饮料中的"橙汁"和"饮料"应使用同一字号及颜色，而不能使用容易让人误解食品属性的标示。另外，食品名称相似时，消费者应仔细辨认，比如橄榄调和油不等于橄榄油。

三是产品类别。通过查看产品类别，我们能识别出购买的食品属于哪一类，比如，酸酸乳是添加了乳制品的饮料，并不属于真正的乳制品。这些细微的区别极具迷惑性，所以一定要识别清楚。

四是产品标准。我国的产品标准主要分为国家标准、行业标准、地方标准和经备案的企业标准四类。产品标准中有分等级规定的，应注明质量（品质）等级。经检验合格的产品应附有产品质量检验合格证明，如合格印、章、标签。

五是配料表。配料表中的各种成分（包括添加剂）应按照制造或加工食品时加入量的递减（从高到低）顺序排列，含量最高的排在第一位，含量最低的排在最后一位。

六是营养成分表。我国食品标签相关法律规定，2013 年

通过查看标签内容，可以了解食品的属性和特性，从而决定是否购买。

配料表中，只有加入量不超过 2% 的配料可不按递减顺序排列。

A 级绿色食品允许限量使用限定的化学合成物质，AA 级则禁止使用。

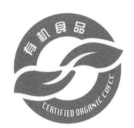

有机食品标志

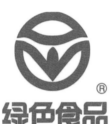

绿色食品标志

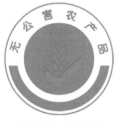

无公害农产品标志

1月1日后出厂的每一种食品都必须注明四种营养成分和能量（"4+1"）含量值及其占营养素参考值（NRV）的百分比。其中，"4"是指蛋白质、脂肪、碳水化合物、钠，"1"是指能量，NRV是指食品中所含营养成分占正常成年人全天应摄入量的百分比。

七是特殊标识。为了和普通食品区分开来，有三类食品被特殊标识出来，分别是无公害农产品、绿色食品和有机食品。无公害农产品是指产地环境、生产过程和产品质量符合国家有关标准和规范的要求，经认证合格后获得认证证书，并允许使用无公害农产品标志的未经加工或者初加工的食用农产品。绿色食品是指遵循可持续发展原则，按照特定生产方式生产，经专门机构认证，允许使用绿色食品标志的无污染、安全、优质的营养类食品，分为 A 级和 AA 级。有机食品是指根据有机农业和有机食品生产加工标准生产加工出来，经由授权的有机食品颁证组织颁发证书，供人们食用的一切食品。

营养成分表怎么看

营养成分表上必须标示四种核心营养素（蛋白质、脂肪、碳水化合物、钠）和能量的含量及其占营养素参考值的百分比。以纯果汁和果汁型饮料为例，两者的营养根本不在一个等级上。我们必须擦亮眼睛，看清包装上的果汁含量百分比，百分比越高，营养和味道等越接近真实的水果。而果汁型饮料中的纯果汁含量通常只有10%—20%，大部分是水和糖。除了明确果汁含量百分比外，还要关注维生素含量。如果食品标签上的维生素含量不低，也可说明该饮料是纯果汁。

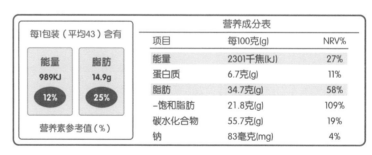

每1包装（平均43）含有		
能量		脂肪
989KJ		14.9g
12%		25%
营养素参考值（%）		

营养成分表		
项目	每100克(g)	NRV%
能量	2301千焦(kJ)	27%
蛋白质	6.7克(g)	11%
脂肪	34.7克(g)	58%
−饱和脂肪	21.8克(g)	109%
碳水化合物	55.7克(g)	19%
钠	83毫克(mg)	4%

营养成分表示例

在食品标签中，我们尤其要注意该食品的主料是什么。如果食品标签中的第一个配料是白砂糖，说明白砂糖加得最多。白砂糖除了提供能量外，其他营养价值较低。像可乐这类甜饮料，配料表里排在第一位的通常是水，其余就是糖和添加剂，几乎没有对人体有益的蛋白质、维生素和矿物质。此外，我们还要关注油、盐、糖以及奶精、起酥油、淀粉等辅料成分。这些辅料在食品配料表中的排位越靠后，品种越少，说明该食品越接近天然状态，越健康。同样，如果配料表中含有人造奶油、起酥油、氢化植物油、氢化脂肪、固体菜油、酥油、人造酥油等，说明该食品含有一定量的反式脂肪，过多摄入反式脂肪会增加我们患心血管疾病的风险。

可乐的前身是一种缓解疼痛的药水，颜色是绿色的。后来为了改善口感，美国药剂师约翰·彭伯顿在其中添加了蔗糖和苏打水，由此变成了如今口感更佳的棕褐色可乐。

动物奶油 VS 植物奶油，别再傻傻分不清楚

奶油蛋糕因其松软的口感和香甜的味道赢得了大多数人的喜爱。奶油蛋糕使用的奶油分为动物奶油和植物奶油两种。别看它们都是奶油，其主要成分和对健康的影响截然不同。

动物奶油也叫淡奶油或稀奶油，是从牛奶中提取出来的，有着天然的浓郁乳香。在分离过程中，牛奶中质量轻的脂肪球会浮在上层，成为奶油。动物奶油中含有约 40% 的脂肪、60% 的水分，脂肪含量仅为全脂牛奶的 20%—30%，营养价值介于全脂牛奶和黄油之间，价格较为昂贵。

植物奶油又叫人造奶油、人造黄油或植脂奶油，常作为动物奶油的替代品。通俗地说，植物奶油和牛奶没有半点关系，其主要成分是氢化棕榈仁油和玉米糖浆，色泽来自食用色素，牛奶风味来自人工香料。

无论是动物奶油还是植物奶油，脂肪含量都较高，不建议多吃。前者是从牛奶中提取出来的一种油脂，含有大量的饱和脂肪酸，长期食用会增加人体内的胆固醇含量，导致脂质在血管内沉积，引发心脑血管疾病。后者以植物性油脂为原料，虽然不含胆固醇，但在生产过程中会产生大量反式脂肪酸，长期食用也会增加心血管疾病的发病概率。

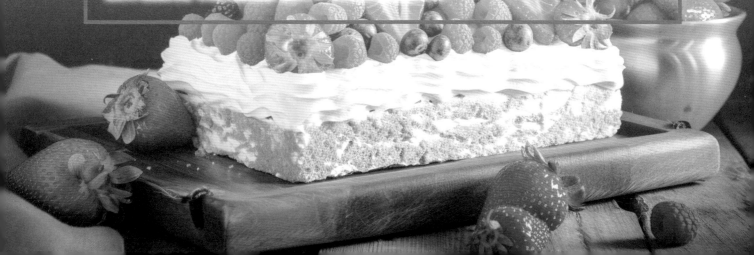

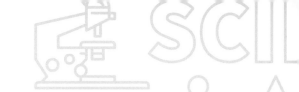

购买食品请认准这个编号

食品标签中最重要的就是食品生产许可证编号，一般由"SC"加14位阿拉伯数字组成，那么这14位数字代表什么意思呢？

以食品类别编码为例，它由3位数字组成：第1位数字代表食品、食品添加剂生产许可识别码，阿拉伯数字"1"代

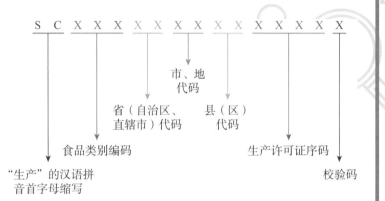

食品生产许可证编号

表食品，阿拉伯数字"2"代表食品添加剂；第2、第3位数字代表食品、食品添加剂类别编号。食品类别编号按照《食品生产许可管理办法》第十一条所列食品类别顺序依次标示："01"代表粮食加工品，"02"代表食用油、油脂及其制品，"03"代表调味品……"27"代表保健食品，"28"代表特殊医学用途配方食品，"29"代表婴幼儿配方食品，"30"代表特殊膳食食品，"31"代表其他食品。食品添加剂类别编号分别为："01"代表食品添加剂，"02"代表食品用香精，"03"代表复配食品添加剂。

对广大消费者而言，食品生产许可证编号最大的好处就是能够实现食品的追溯。因为它一经确定便不再改变，即便以后申请许可延续及变更，许可证编号也不再改变。这既是对生产者安全生产的一种鞭策，还能让消费者在购买食品时知晓食品原料从哪来、在哪加工、何时产出等。

对食品安全有所了解的人也许会问：以前食品包装上都有一个"QS"标志，现在怎么看不到了？其实"QS"标志正是食品生产许可证编号的前身，2018年10月1日前都是使用这个标志。为了避免生产者包装材料和食品标签浪费，新规定给予了生产者最长不超过三年的过渡期，所以我们在2021年的食品包装上还能看到"QS"标志。

做一做

请试着查找你经常喝的牛奶的食品生产许可证编号，并说出产地是哪里。

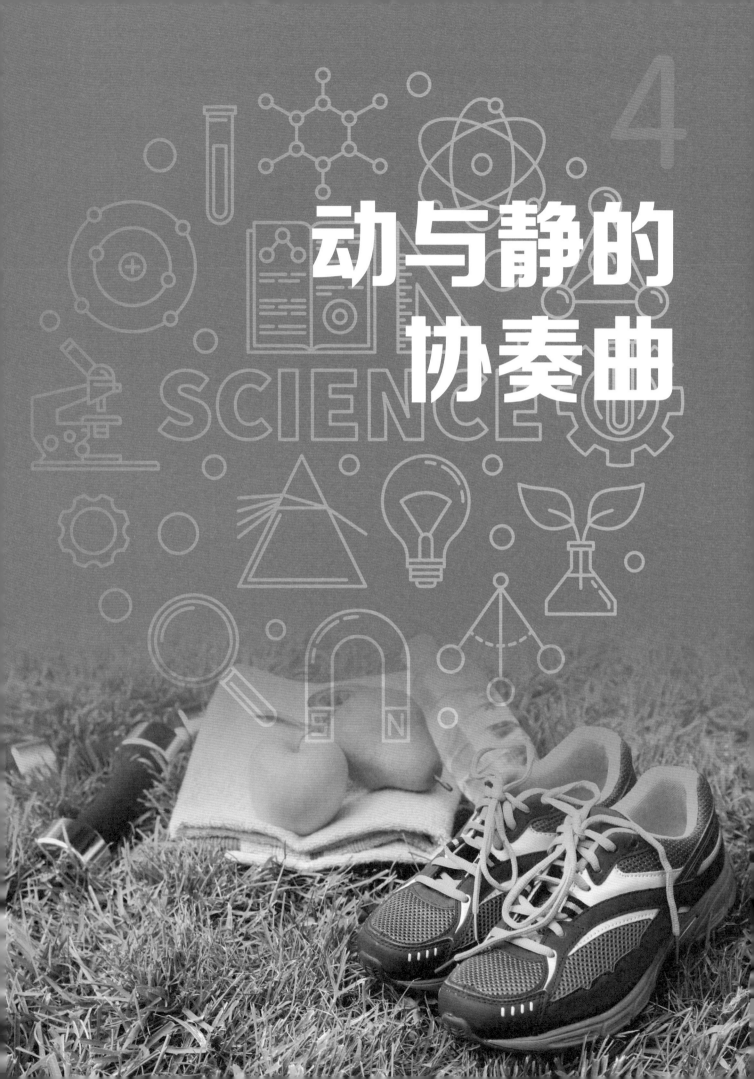

动与静的
协奏曲

4

运动是生命的源泉

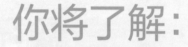

你将了解：

合理运动的重要性

如何选择合适的运动

如何避免运动造成的损伤

如前文所述，适当的户外运动有助于保护视力。事实上，运动的益处不止于此，除了改善身材、控制体重外，它还能积极促进身体健康，预防各类疾病的发生。青少年也可以在运动过程中拥有强健的体魄，并对生活和学习中的压力进行合理的宣泄。

让合理运动成为习惯

合理运动不仅能促进体内组织细胞的新陈代谢，还可以增强心肺功能，改善中枢神经系统的调节能力，使各项生理功能更加完善。

科学工作者在对出生 6 周的婴儿进行脑生物电流测量时发现，长期让婴儿进行右手屈伸练习，能加速其大脑左半球语言区的成熟，这表明运动确实有助于儿童神经系统的发育和完善。青春期是人一生中的黄金时期，经常合理地运动，对身心健康具

研究表明，体育锻炼可以改善神经系统对肌肉的控制能力，提高人体的反应速度和协调能力。

有积极作用。随着年龄的增长，青少年的骨化过程逐渐完成，骨骼变得坚硬，承受力和肌肉力量明显增强。此时的体育锻炼能使关节囊和韧带增厚，提高身体柔韧性，并使肌纤维变粗、肌肉变壮，从而增强心脏输血功能，男女生也因此在外部形态上呈现明显差异。

除了改善生理状态外，合理运动对调节心理状态也相当重要。一个真正会学习的人不会打"疲劳战"，而是懂得通过运动来保持身体健康和调节情绪。比如，当你情绪低落时，不妨参加一项自己喜欢又擅长的体育运动，它可以缓解焦虑和紧张，分散你对自己所担心的事情的注意力，最终将你从不良情绪中解救出来。

疲劳和疾病往往也是导致人们情绪低落的重要原因。据统计，有 50% 的人一周中至少有一天会感到疲惫。适量的运动可以消除疲劳，降低各类疾病的发生概率。美国佐治亚大学的研究者发现，让身体动起来可以增加身体能量和减少疲惫感。可见，从青少年阶段就养成运动的好习惯很有必要。

此外，合理运动还能增强信心，培养独立能力和果断处事能力等。青少年在体育锻炼中要不断克服客观困难（环境变化、身体素质与能力的限制等）和主观困难（紧张、疲劳等），培养良好的意志品质，这种顽强拼搏的意志品质还可以迁移到学习和生活中。总之，青春期是挥洒汗水的阶段。如果你能在学习之余养成运动的好习惯，你不但会练就健美的身体，而且会收获一份好心情。

男生追求健美强壮的体形，女生向往婀娜曼妙的体态，这些都可以通过合理运动来实现。

法国著名医生蒂索说："运动就其作用来说，几乎可以代替任何药物，但世界上的一切药物并不能代替运动的作用。"

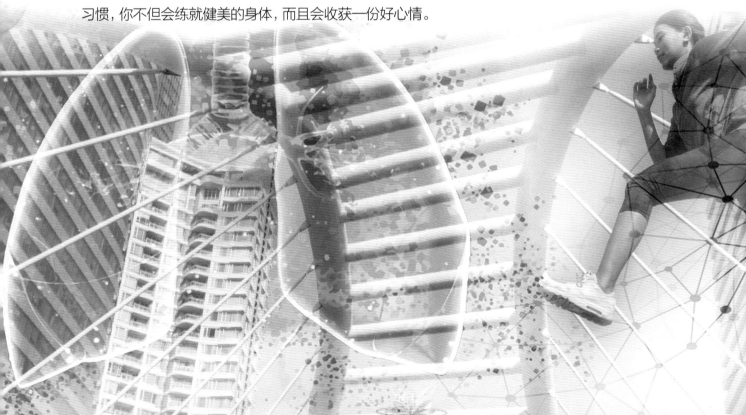

这些科学家都爱运动

脑力和体力从来都不是敌人。古往今来，许多科学家都发现，体育运动是平衡研究工作的好工具。西班牙《趣味》月刊（ *Muy Interesante* ）曾对此进行盘点。

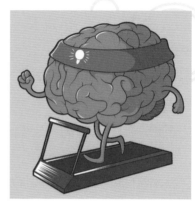

科学与运动相得益彰。

罗莎琳德·富兰克林　这位女科学家是发现 DNA 双螺旋结构的功臣之一，她从小就参加各种体育比赛。在英国伦敦圣保罗女子学校学习期间，她打过板球、曲棍球、网球，还骑过自行车。

阿尔伯特·爱因斯坦　爱因斯坦最喜欢的消遣是散步。他将这一爱好铭记于心，每天步行约 5 公里，也就是从他家到他任教的美国普林斯顿大学的往返路程。

艾伦·图灵　作为"计算机之父"和人工智能的先驱，图灵经受着脑力和体力的双重考验：他通过跑马拉松来为自己的研究工作减压。他是一名优秀的运动员，曾梦想代表英国参加奥运会。他在马拉松比赛中的最好成绩是 2 小时 46 分 3 秒，仅比 1948 年伦敦奥运会的马拉松冠军慢 11 分钟。

玛丽·居里　这位首个获得诺贝尔奖的女科学家也热衷于运动。她最喜欢骑自行车。平时只要一有时间，她就和丈夫皮埃尔骑着自行车环游巴黎。

查尔斯·达尔文　无论刮风下雨、独自一人还是结伴同行，达尔文每周都要散步 3 次，每次 45 分钟。他认为这是他智力活动的重要组成部分。正如哲学家康德和尼采一走就是几个小时，达尔文认为散步能激发他的创造性思维。

我的运动我做主

有氧运动是一种吸入氧气增多、心率增快、身体微微出汗、增加能量消耗与提高人体代谢的运动。

凡事都要讲科学，运动也要根据自身的健康状况，选择适宜的运动方式、运动强度和运动量。青少年运动应以有氧运动为主，常见的有以下四种。

一是慢跑或快步走。慢跑或快步走时，大量氧气被吸入，排汗量增加，体内的有害物质随之排出，不仅可以锻炼我们的意志，还能提高身体的免疫力。

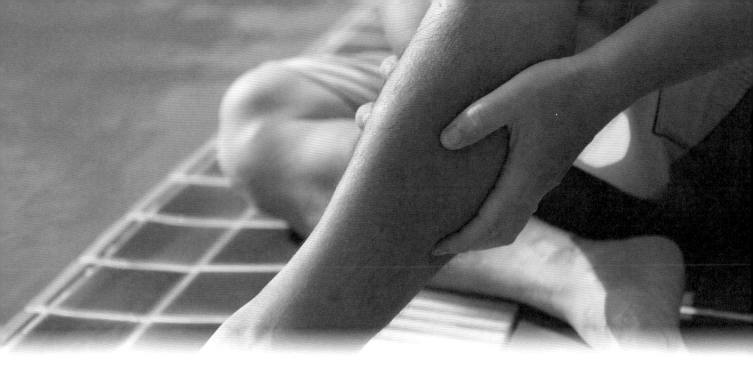

二是骑自行车。骑自行车可以活动下肢的大肌肉群，增强心血管功能，促进新陈代谢，调整人体脂肪含量，提升我们的耐力。

三是爬楼梯。爬楼梯可以增加肺活量，增强腰部和腿部肌肉力量，保持下肢关节的灵活性，提高腿部肌肉的收缩能力。

四是游泳。游泳不仅可以使胸肌、膈肌和肋肌等呼吸肌得到锻炼，从而改善肺功能，增强肺泡弹性，提高呼吸效率，还可以减轻心脏和脊柱的负担，改善供血状况。

游泳对防治呼吸系统疾病、心血管系统疾病、腰背疼痛、关节炎、神经衰弱等均有较好的效果。

青少年避免运动损伤的原则

积极运动是健康的基础，但运动不当也有可能带来身体损伤，进而影响健康、学习和生活，造成不良的心理影响。青少年避免运动损伤需要遵循以下六条原则。

第一，掌握必要的避免运动损伤的知识。

第二，掌握各类运动的技术动作。因为不正确的技术动作有可能违反身体结构特点和人体力学原理，极易造成运动损伤。

第三，认真做好运动前的准备活动。一般要做到身体发热，微微出汗，特别要注意活动手指、手腕、膝关节和脚踝等，为进入运动环节做好准备。

第四，合理安排运动量，不要过大、过猛，避免身体负担过重。

第五，运动结束后应进行一些收尾活动，逐渐减慢运动速度，减轻运动强度，待心跳次数接近正常水平后再休息，目的是使肌肉放松，增加体内氧气供应。

第六，保持良好的生理和心理状态。如果睡眠或休息不好、患病、疲劳时，生理功能、警觉性和注意力会下降，身体反应会变慢，这种情况下要避免剧烈运动，否则极易发生损伤。

睡眠：另类的充电模式

你将了解：

睡眠对人体健康至关重要

生物钟是生物界普遍存在的现象

每天睡多久才合适

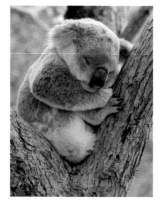

考拉一天可以吃掉超过 1 磅的桉树叶。桉树叶具有一定的毒性，所以考拉的消化系统必须努力工作，分解毒素，从中提取有限的营养。这就是考拉每天睡18—22 小时的原因，因为它们从食物中获得的能量太少了。

早上充沛的精力从何而来？除了前文提到的丰盛的早餐，另一个答案就是高质量的睡眠。睡眠是一种生理现象，是维持生命不可或缺的环节。人类每天都需要睡眠，睡眠占了我们一生近三分之一的时间。那么，动物需要睡眠吗？当然！无论是小猫、小狗、小鸟，还是猪、牛、马、羊，和人类一样，几乎所有的动物都需要某种形式的休息或睡眠。

从今天起好好睡觉

睡眠的目的是恢复精力和修复身体，它由专门负责睡眠及觉醒的中枢神经控制。在此过程中，人的大脑其实并没有停止工作，只是换了一种模式，主要任务是对精神和体力做出调整和补充，消除白天学习或工作带来的疲劳，修复损耗的肌肉或器官，促使身体细胞的更新与生长。睡眠能修复人体的免疫功能，增强人体的抵抗力。睡眠还有助于青少年的身高发育，它对身高的影响主要通过生长激素起作用。生长激素白天分泌得较少，大部分是在睡眠时分泌的，一般在入睡后 1—2 小时达到分泌高峰。怪不得有医生这样说："如果长期睡眠时间不足，身高至少要损失 5 厘米。"

那么，是不是平时多睡觉、拼命睡就一定是好的呢？答案是否定的。我们首先要弄清楚两个概念：生物钟和睡眠时间。

睡眠的秘密

充足的睡眠、均衡的饮食和适当的运动是国际社会公认的三项健康标准。为唤起全民对睡眠重要性的关注，国际精神卫生组织主办的全球睡眠和健康计划于 2001 年发起一项全球性活动——将每年的 3 月 21 日定为"世界睡眠日"。下面三个关于睡眠的秘密，你是否都知道呢？

一是睡梦中抖一下。这一现象在医学上通常被称为"入睡抽动"，此时你的大脑已进入睡眠状态，但身体还没跟上。大约 70% 的人在睡梦中抖过，偶尔这样不必介意，放松精神即可。

二是睡觉打呼噜。很多人认为打呼噜是睡得香的标志，事实并非如此。长期打呼噜是一种病，严重的也称呼吸睡眠暂停综合征。该病会导致睡眠时出现呼吸反复暂停，引发各种疾病甚至猝死。

三是补觉。研究人员通过实验发现，经常熬夜之后补觉会导致人体的进食时间、生物钟来回改变，反而不利于健康。

无处不在的生物钟

生物钟也叫生物节律，是生物体以周期性为特征，以一定时间间隔不断重复的生命活动现象。我们可以这样理解人体内部的生物钟：它如同一个无形的"时钟"，提醒我们在正确的时间做正确的事，比如在白天保持清醒，在用餐时感到饥饿，在晚上感到困倦，这是人类进化几百万年的结果。

动物体内也有这样的"时钟"。南美洲的危地马拉有一种第纳鸟每隔 30 分钟就会"叽叽喳喳"地叫上一阵子，而且时间间隔的误差只有 15 秒，当地居民便用它们的叫声来推算时间，并称其为"鸟钟"。我国黄海的一个小岛上的驴也能报时，它每隔一小时就会

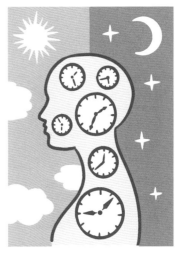

生物钟在人体内部扮演着重要角色。

日出公鸡打鸣，冬天候鸟南飞，夜晚老鼠出洞，都是遵循生物钟规律的行为。

"嗷嗷"地叫一次，误差只有 3 分钟，因此被称为"驴钟"。

植物中也不乏类似的例子。新疆玛纳斯草原上生长着一些奇特的花，其中淡黄色的小圆花在早上七八点开放，橙红色的蝶形花在中午 12 点左右开放，白色的小花则在晚上七八点开放，被称为"花钟"。

人类的生物钟体现在多方面，比如：人的体温在 24 小时内呈周期性波动，早上 4 点最低，晚上 6 点最高，相差超过 1℃；人的呼吸白天快，夜里慢；人的脉搏早晨相对平稳，血压也最低，傍晚血压则偏高；随着昼夜的变化，人的排尿量和尿的成分也会发生周期性变化。这些一天内的生物钟表现被称为昼夜节律，也叫近日节律。另外，还有科学家研究得出人一天生理变化的周期为 23 小时 30 分至 24 小时 16 分。

我们为什么活得如此有规律

18 世纪，法国天文学家让－雅克·德·梅朗研究了含羞草的昼夜节律，发现白天含羞草的叶子面向太阳开放，而黄昏时其叶子会自然关闭。如果植物一直处于黑暗中，其叶片的闭合情况又会如何？最终他发现，即使没有阳光，含羞草的叶子仍然具有固定的生物节律，即白天开放，夜晚闭合。

20 世纪 70 年代，美国科学家罗纳德·科诺普卡和西莫尔·本泽尔探究了是否有可能存在控制果蝇昼夜节律的基因。最终，他们证明了未知基因的突变确实扰乱了果蝇的昼夜节律，并将这个基因命名为周期基因。

20 世纪 80 年代，杰弗里·霍尔、迈克尔·罗斯巴什和迈克尔·杨三位科学家进一步窥探了生物钟的秘密。首先，他们分离出一条能控制日常生物节律的关键基因。研究表明，这条基因编码的蛋白质会在晚上富集，并在白天降解。随后，他们又找到了一些额外的蛋白原件，进一步揭露了细胞内生物钟的作用机理。这三位科学家凭借这一发现获得了 2017 年诺贝尔生理学或医学奖。

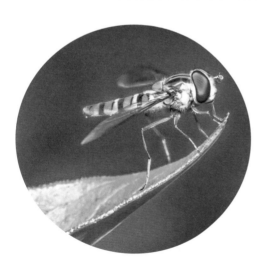

催生诺贝尔奖的昆虫——果蝇

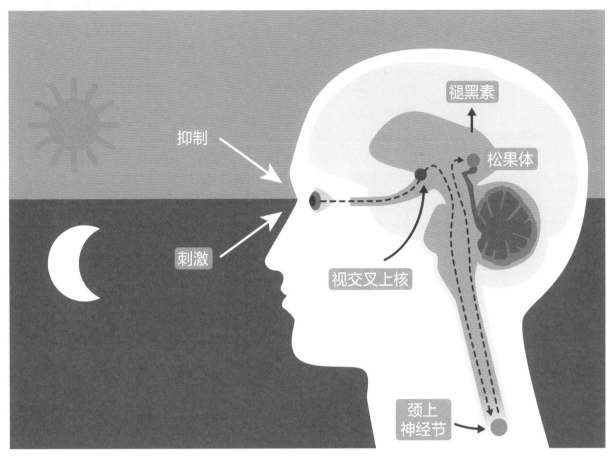

抑制

刺激

褪黑素

松果体

视交叉上核

颈上
神经节

褪黑素分泌示意图

　　睡眠方面的生物钟表现有哪些？其实我们只要留心观察，就能在身上找到这个"钟"的踪迹。比如：虽然有时忘了定闹钟，但还是会在差不多的时间点醒过来；到了夜深人静时，就会产生睡意；无论在什么时间点睡下，6—8 小时后就会醒过来。这就是生物钟的作用。

　　人体内调节睡眠与觉醒的生物钟通过光线的变化和褪黑素的分泌来调节身体与大脑的昼夜节律。当天黑时，光线变弱，该信息经瞳孔传至眼睛后方的视网膜，视网膜将其转化为神经冲动，经过特定途径传至下丘脑视交叉上核，视交叉上核将信息通过脑干传至松果体，松果体开始分泌褪黑素。当褪黑素分泌增多，人就产生了困倦感，从而进入睡眠状态。相反，当天亮时，光线变强，该信息通过同样的通道传至松果体，松果体减少分泌褪黑素，人就逐渐恢复觉醒状态。

褪黑素是哺乳动物和人
类的松果体分泌的一种激素。

睡得越多，反而越累

睡眠时间有点像我们的饭量，吃少了肯定会饿，吃多了又会消化不良。大家可能有过这种体验：睡的时间太久，反而会感到更疲倦。前文我们提到光线会影响褪黑素的分泌，从而影响睡眠。其实在没有光线的情况下，人的睡眠时间仍然是相对固定的。

曾有国外学者为了验证人体生物钟和外界光线的关系，让一些人在很深的地洞里生活一个月，结果发现，即使没有外界的光线控制，人们也不会无限制地睡下去，因为人体的节律已经给出了单次睡眠的建议时间。

没有太阳光线，没有时间信息，完全与外界社会隔离，这叫"无时间环境"。

因此，科学家通过开展相关研究，结合生物钟特征，给出了一条关于睡眠的建议：青少年应该在晚上 10 点前睡觉，早上 7 点前起床，一天保证 8—10 小时的睡眠时间。这也就是我们平时常说的"早睡早起身体好"。

相较于合理的睡眠时间，还有一个坏习惯必须引起重视，那就是熬夜。生物钟不仅在我们观察得到的地方有所表现，还在我们看不见的地方，即身体内部有一系列表现，比如人体的内分泌系统对身高的增长有着较大的影响，人体的生长激素能促进骨骼生长。生长激素的分泌时间主要是在晚上 10 点至次日凌晨 1 点。儿童熟睡后的 60—90 分钟，其生长激素分泌量显著增加，占全天分泌量的二分之一至四分之三。熬夜不仅会导致内分泌功能紊乱，从而影响正常的生长发育，还会增加高血压、神经衰弱、致癌等风险。2007 年，国际癌症研究机构首次将熬夜（涉及昼夜节律打乱的轮班工作）归为 2A 类致癌物，熬夜的危害可见一斑。

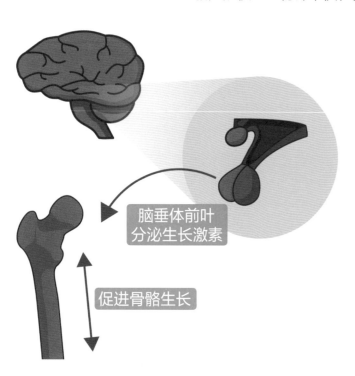

脑垂体前叶
分泌生长激素

促进骨骼生长

生长激素是生命中不可或缺的物质。

"短睡眠者"的秘密武器

你的身边有没有这样的人：他们往往后半夜才睡觉，却在清晨四五点就迫不及待地开始新的一天。这类人在医学上被称为短睡眠者，约占全球总人口的1%—3%。曾有研究机构招募短睡眠者参加为期一周的测试，发现他们确实只需要睡 3 小时就能保证一天的良好状态。

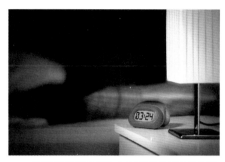

短睡眠基因可防止因睡眠不足引起的记忆力减退。

你一定会感到不可思议：我一天 8 小时都睡不够，为什么这些人只睡 4 小时就精力充沛？多年来的研究表明，这些短睡者的特殊技能可能和基因有关。美籍华裔科学家傅嫈惠教授曾在 2009 年就发现了人类的一个短睡眠基因——DEC2。携带突变基因的人平均睡眠时间只有 6.25 小时，而非携带者是 8.06 小时。也就是说，拥有这种基因突变的人要比普通人少睡 1.81 小时。此外，傅教授团队还发现，DEC2 基因突变既不会影响各器官组织的发育和正常工作，也不会影响情绪状态。2019 年，傅教授又提出存在另一种基因突变，这种基因突变位于一个叫作 ADRB1 的基因序列。携带者每天只睡 5.7 小时就精力充沛（有些人甚至只需要 4.5 小时的睡眠时间），这比非携带者的 7.9 小时足足少了 2 个多小时。

睡眠是一个相当复杂的生理过程。研究人员表示，也许大脑中并非只有几个基因或一个区域负责控制人体的睡眠周期，目前发现只是其中之一。

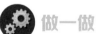 做一做

如果睡觉的地方过于明亮，你可以尝试戴个眼罩，看看是否更容易入睡。

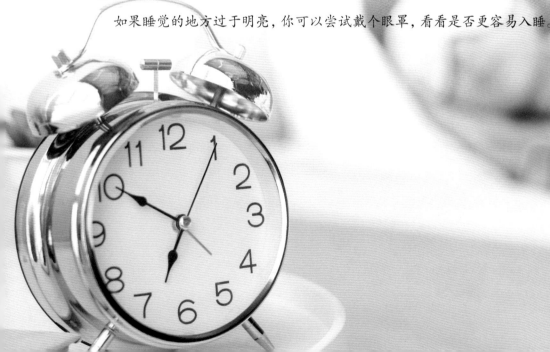

小药箱里的大学问

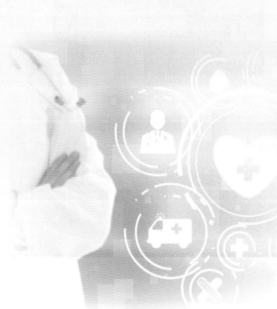

你将了解：

家庭小药箱里应常备哪些药物

药物的使用原则

如何科学整理家庭小药箱

如何阅读药品说明书

动静结合是维系人体健康的基础，但总有一些"不速之客"会打破这份和谐，比如运动时不小心扭伤脚、睡觉着凉引起感冒等。虽然最正确的做法是及时、科学地就医，但我们发现有时大家也会拿出一个小药箱来自行解决这些问题。这个神奇的小药箱里究竟有些什么？我们一起来看看。

家庭小药箱应备这些药

准备家庭小药箱的目的是及时治疗一些小病小痛，尽早控制病情发展，或在去医院前进行临时处理。一般而言，家庭小药箱里的药物以治疗常见病、多发病、慢性病和季节性疾病为主。但对于自己不能确诊或症状较重、变化较大的疾病，切记不能擅自用药。

家庭小药箱既要放在远离孩子视线和可触碰的地方，以免孩子误服药物，又要放在阴凉、干燥的地方，以免部分药物受光线影响或受潮而变质。

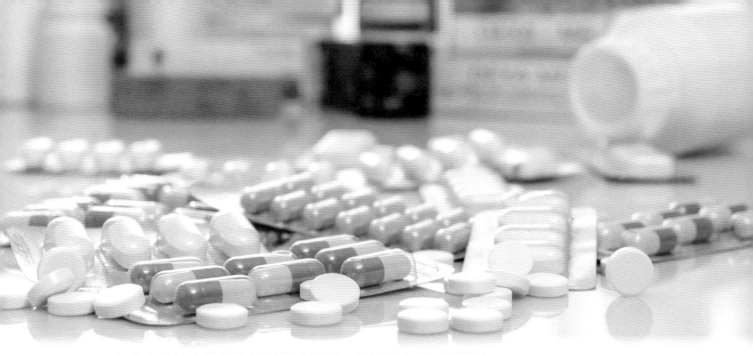

　　家庭小药箱中的药物品种要少而精，数量不宜多，可随时进行调整、更新。常备药物建议如下：

　　感冒药：感冒清胶囊、美扑伪麻片、复方盐酸伪麻黄碱缓释胶囊、酚麻美敏片、板蓝根冲剂等。

　　解热镇痛药：布洛芬、索米痛、对乙酰氨基酚、阿司匹林等。

　　镇咳祛痰药：喷托维林、盐酸溴己新、蜜炼川贝枇杷膏、盐酸氨溴索片等。

　　胃肠解痉药：多潘立酮片、健胃消食片等。

　　止泻药：小檗碱、洛哌丁胺胶囊、蒙脱石散剂等。

　　抗过敏药：氯雷他定片、西替利嗪片等。

　　外用药：达克宁、皮炎平、酒精、碘酒、高锰酸钾、云南白药、伤湿止痛膏、创可贴、双氯芬酸二乙胺乳胶剂、京万红软膏等。

　　钙制剂及维生素类：钙尔奇 D、复合维生素 B、善存等。

　　特殊疾病用药：心脑疾病患者可备复方丹参滴丸等。

　　其他药物：风油精、清凉油、季德胜蛇药片以及消毒药棉、纱布、胶布等。

　　家庭小药箱里的药物应根据家庭成员的健康状况合理配置。若是只有爸爸、妈妈和孩子的三口之家，小药箱里就要多备一些孩子常用的药物，如感冒药、解热镇痛药、止泻药等；若是三代甚至四代同堂的大家庭，小药箱里就要多备一些老人常用的药物，如心脑血管疾病的急救药物等。对过敏体质的人群来说，还需要准备相应的药物，以应对突发状况。

　　古人云："是药三分毒。"这句话里的"毒"在古代指药物的"偏性"，即偏寒或偏热。到了现代，人们对"毒"的理解逐渐趋于狭义，有些人甚至因为恐惧，生病后不敢吃药。其实，"是药三分毒"不是说药物有"毒"不能吃，而是"不随便"吃药。

轻松读懂药品说明书

认真阅读和理解药品说明书内容是安全用药的前提。一般而言,药品说明书分为以下几部分。

1. 药品名称。药品名称有通用名、英文名、化学名等,部分药品还有商品名。一般情况下,一种药品只有一个通用名。

2. 成分。说明书应当列出全部活性成分或组方中的全部中药药味。注射剂和非处方药还需要列出所用的辅料名称。

3. 药理作用。药品的药理作用是医生用药的重要依据。

4. 适应证或功能主治。说明书规定的适应证是判断药品选择是否正确的重要依据。

5. 用法用量。用法分为饭前、饭后、饭时,用量应根据年龄的不同而有所区分。说明书上的用量大都为成人剂量,60 岁以上使用成人剂量的四分之三,18 岁以下可根据年龄或体重按成人剂量折算药量。

6. 不良反应。许多药品在使用过程中会出现各种副作用,这不仅和药品本身的特性有关,还和用药者的身体素质、健康状况有关。

7. 禁忌。一般有"慎用""忌用""禁用"三种用语。

8. 注意事项。主要包括用药对象、正确的剂量和用药超过剂量的应急措施等。

9. 贮藏。未标有贮藏的具体要求一般是指储存在室温(10℃—30℃)条件下,其余情况应注明。

10. 规格。药品制剂规格是指每一支、一片或其他制剂单位中含有主药的重量(或效价)、含量或装量。

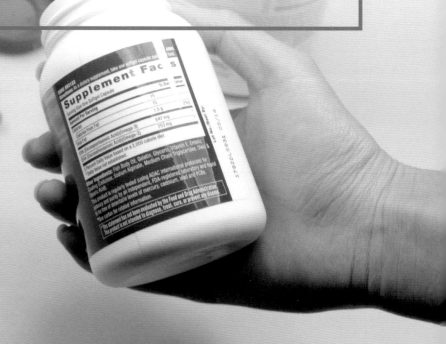

药物使用有讲究

家庭小药箱应定期整理，及时处理过期、霉变、包装破损和标签不全的药品，确保安全、合理用药。虽然生病吃药对大家来说是再正常不过的事情，但我们要明白药物仅仅是治疗疾病的手段之一。服用药物一定要遵从医嘱，切忌按自己的主观习惯用药。

首先，绝不能将药物作为治疗疾病的唯一选择。没有任何一种药物能治疗所有疾病，也没有任何一种疾病能完全靠药物来治疗，通常需要配合饮食、运动等，才能达到最好的治疗效果。许多药物的使用只能减轻疾病的症状，要想真正根治疾病，还应提高自身的免疫力。因此，服药时也要保持健康的生活习惯、均衡营养的饮食和愉悦的精神生活，从而促进药物吸收，加快康复过程。对高血压、心脏病等慢性疾病患者而言，保持规律、健康的生活习惯尤为重要。

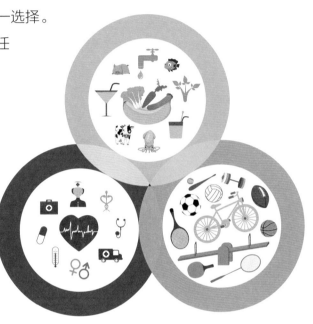

健康生活方式

其次，几乎所有的药物都会产生好与坏两方面作用。因此，在使用药物之前，必须了解药物的疗效以及可能产生的不良反应，同时也要认识到不同的年龄、性别、身体健康程度等，会引起不同的不良反应。千万不能因为害怕药物的不良反应而不服药或减少剂量，这样只会延误治疗，造成更严重的后果。

再次，服用药物时一定要遵从医嘱，了解药品说明书告知的不良反应，及时采取预防措施。在没有得到医生同意的情况下，绝对不可自行改变服用剂量。同时，可就相关问题请教医生，如服用的药物之间是否会产生相互作用等。有些药物的不良反应会在用药后数月甚至数年，或在药物疗程结束后出现，但大部分药物的不良反应是可预期的。有些不良反应是安全的，有些则是一个危险的信号。

切忌一感冒就吃抗生素。因为感冒分为病毒性感冒和细菌性感冒等，而大多数感冒属于病毒性感冒，服用抗生素不仅没有治疗作用，还会增加毒副作用。

布洛芬与咖啡、可乐，抗生素与牛奶、果汁，钙片与菠菜，止泻药与牛奶……大家切记这些食物和药物一起吃时会产生副作用。

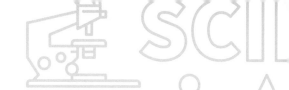

给药物安个"家"

药物的有效期不等于保险期，如果储存不当，不但发挥不了功效，还有可能对人体造成危害。一般情况下，我们应当按照药品说明书的要求储存药物，并注意以下几点。

1. 防潮。有些药物会吸收空气中的水分，出现溶化、发霉、发酵等现象，如感冒灵冲剂、阿司匹林。

2. 防止风化。有些药物暴露于空气中极易风化，如硼砂、硫酸镁。

3. 防止挥发。有些药物容易挥发失效，如酒精、碘酒。

4. 避光。在光线作用下，有些药物会变质或失效，如维生素 C、硝酸甘油。

5. 防止氧化变质。空气中的氧气、二氧化碳等会使某些药物变质，如鱼肝油、氨茶碱片。

6. 低温保存。有些药物在常温下极易变质失效，如胰岛素、丙种球蛋白制剂。

7. 内服、外用药物要分开保存。外用药物大多具有刺激性、腐蚀性和毒性，因此要与内服药物分开保存，以免发生相互作用或串味。

8. 注意药物的有效期。定期检查药物的有效期，建议至少每 3 个月清理一次，过期药物一律不再使用。

9. 尽量按照药物的原包装保存。服用完毕之前不要将包装中的干燥剂、药棉、说明书等丢弃，要确保药物标签完整、清晰、可辨认。

🔧 做一做

你知道家里的小药箱放在什么地方吗？请数一数里面有几种药物，并试着说出它们的用处。

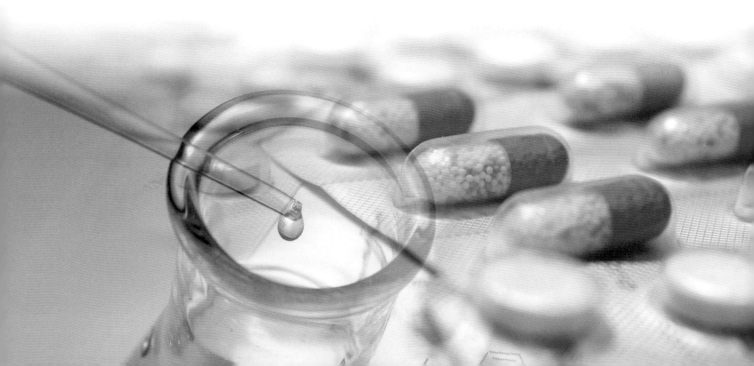

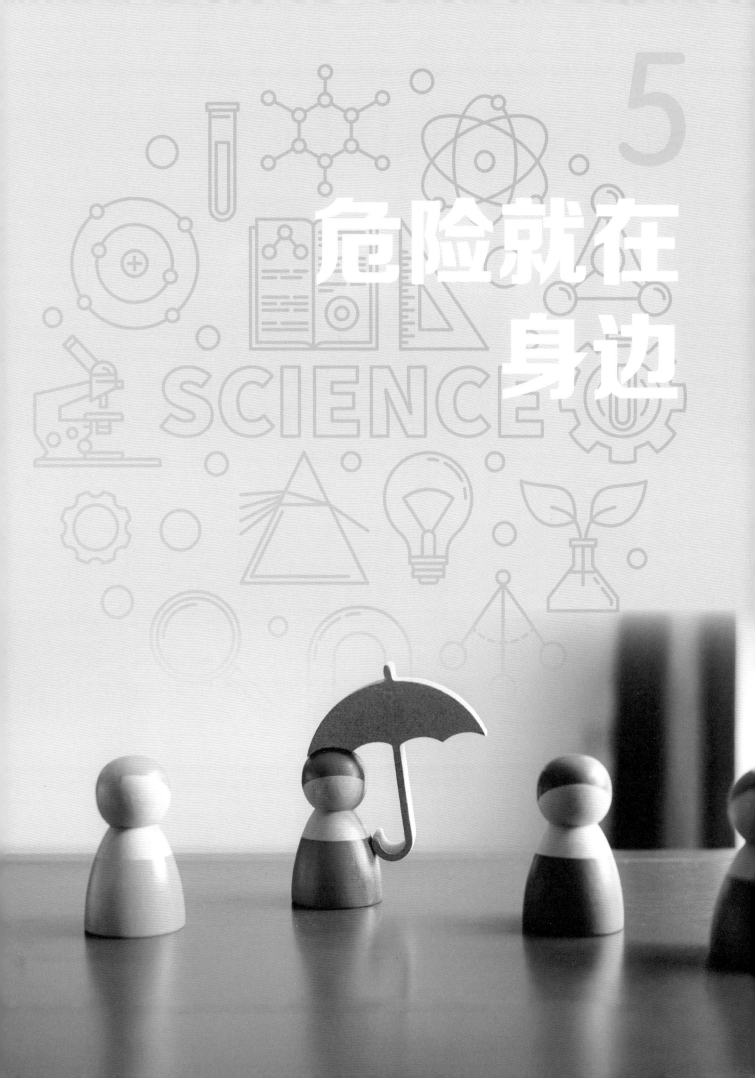

5

危险就在
身边

两个 "杀手" 和两把 "剑"

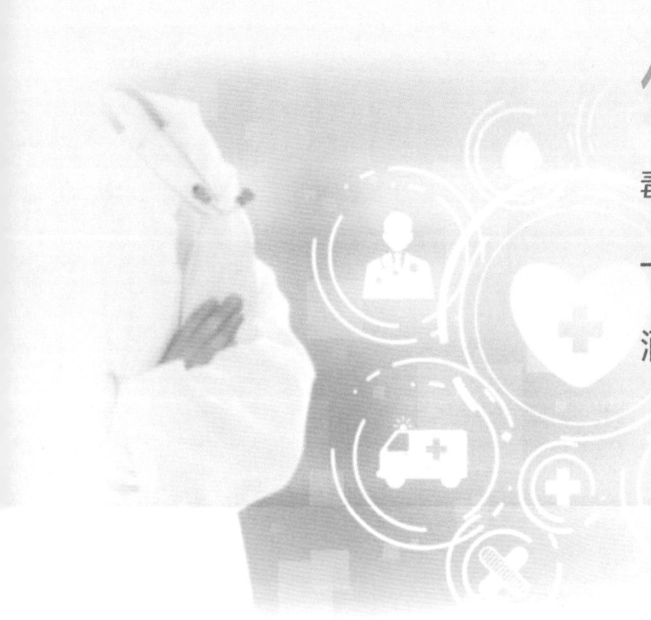

你将了解：

毒品的生理作用和危害

一手烟、二手烟、三手烟的区别和危害

酒精和网络的两面性

世界上许多危险的事物往往表面上看起来人畜无害，比如下面提到的两个 "杀手" 和两把 "剑"，它们是潜伏在我们身边的危险分子，因为迷惑性大、隐蔽性强，给许多人的身心带来了不可逆的伤害。

毒品是指鸦片、海洛因、冰毒、吗啡、可卡因、大麻以及国家规定管制的其他能使人上瘾的麻醉药品和精神药品。

不可触碰的红线

众所周知，毒品是全球公认的头号杀手。当今世界，毒品不但种类多，纯度高，而且成瘾性、隐蔽性强，往往让人防不胜防。

以 "毒品之王" 海洛因为例，其成瘾原理与人体中自然分泌的一种具有止痛作用的物质——内啡肽密切相关。人体的肢体和关节每天都在摩擦，如果没有内啡肽，光是关节摩擦导致的剧痛就会让我们无法自由行动。除了止痛外，内啡肽还具有许多其他生理作用，如调节体温。海洛因最初就是被当作一种强效止痛药发明的，相较于内啡肽，它的效力更强，会使吸食者产生一种特殊的快感和欢愉舒适的内心体验。同时，人体开始减少并抑制自身内啡肽的分泌，直到完全停止分泌，此时人体内部会形成一个新的平衡，即完全依赖这种外来物质来实现相应的生理功能。一旦停止摄入这种外来物质，人体的生理功能就会紊乱，浑身疼痛难忍，犹如万蚁噬骨。大约 36 小时后，反应加剧，全身感到极度寒冷，颤抖不止，肢体不由自主地抽搐，甚至出现大小便失禁等，并可持续数天，这就是毒瘾发作。

阿司匹林和海洛因的发现者都是他

有人说，没有霍夫曼，就不会有世界上最畅销的药物——阿司匹林。但大多数人不知道，没有霍夫曼，可能也不会有史上最致命的毒品——海洛因。

费利克斯·霍夫曼出生于 1868 年，他的父亲是德国路德维希堡的一名制造商。在慕尼黑大学获得博士学位之前，他曾在当地多家药店工作，并在化学和药理学方面展现出极高的天赋。

1894 年，在他的教授、诺贝尔化学奖获得者阿道夫·冯·拜尔的推荐下，霍夫曼加入了德国制药巨头拜耳公司新成立的药物研

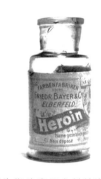

成为街头毒品之前的海洛因

究部门。一直以来，霍夫曼都希望创造出可用作药物的新物质，而不仅仅是从天然产品中分离出有效成分或单纯地模仿它们。为了缓解父亲的关节炎疼痛，1897 年 8 月 10 日，霍夫曼将水杨酸乙酰化，合成了稳定且副作用较小的乙酰水杨酸，即阿司匹林。然而谁能想到，仅仅 11 天后，霍夫曼又以类似的方法合成了二乙酰吗啡，也就是海洛因。拜耳公司将其命名为"Heroin"，意思是英雄式的发明。

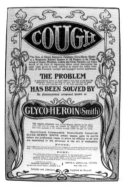

海洛因曾被加入儿童止咳糖浆。

由于当时霍夫曼和其他研究人员并没有发现海洛因可怕的成瘾性和严重的副作用，再加上拜耳公司未经临床试验就直接将其推向市场，最终海洛因被冠以"不会上瘾的吗啡"广泛销售，用于控制某些精神障碍，帮患者做好麻醉准备，抑制咳嗽，缓解分娩和严重战伤的痛苦。

虽然自 20 世纪 30 年代以来，大多数国家都开始禁止使用海洛因，但我们都明白"潘多拉的盒子"一旦打开就难以关上了。

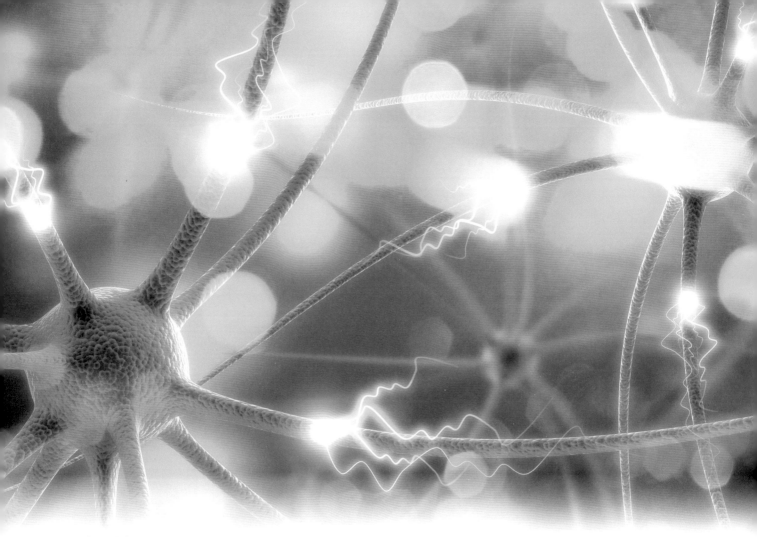

毒品对神经系统的损伤是不可逆的。

每年 6 月 26 日是国际禁毒日，2023 年的主题是"防范新型毒品对青少年的危害"。

医学界将这种症状定义为"反跳"或"戒断症状"。此时，只有再次分泌内啡肽，戒断症状才有可能有所缓解。这种"上瘾"的感受是无法仅靠意志力就能忍受的。有些人甚至采取自残、自杀等方式来尝试摆脱毒瘾发作带来的痛苦。如果一次性吸食过量的海洛因，还有可能直接导致死亡。

除了躯体依赖外，毒品的危害还体现在它会直接作用于神经系统，使吸毒者出现一种渴求用药的强烈欲望，驱使他们不顾一切地寻求和使用毒品，也就是精神依赖。这种精神依赖又会导致吸毒者为购买毒品耗尽收入，进而变卖家产，四处举债，最终倾家荡产。有的人甚至使用犯罪手段去获取毒品，害人害己。

青少年也是毒品尤其是新型毒品滥用的高危人群。他们往往是在好奇心的驱使下，加之交友不慎，被别有用心者引诱而染上了毒瘾。所以，千万不要因为一时好奇而彻彻底底毁了自己的人生。慎重交友，对于陌生人递过来的"糖果""巧克力""聪明药"等，一定要提高警惕。

切莫"聪明反被聪明误"

2018年，美国曾推出一部纪录片《药瘾》(*Take Your Pills*)，披露了美国中学生在巨大的竞争压力下滥用"聪明药"的现状。影片中一些接受采访的学生感到服药后自己仿佛拥有一种"超能力"或"优势"。对这些学生来说，为了不被同龄人抛在身后，"聪明药"成了一条捷径。

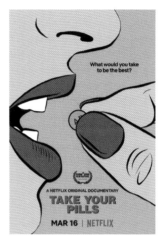

纪录片《药瘾》海报

那么，这种有助于集中精神、提高记忆力的"聪明药"真的存在吗？我们不妨来看看它们的真面目。实际上，这些"聪明药"是包括利他林、阿德拉、莫达非尼等在内的精神类药品。

1. 利他林。利他林的主要成分是哌甲酯，其作用机制和冰毒一样，人服用后会出现失眠、焦虑、神经质、厌食等不良反应。哌甲酯具有成瘾性，长期服用会产生依赖性，同时抑制生长发育，断药后会出现注意力涣散、精神萎靡、狂暴等症状。

2. 阿德拉。阿德拉的主要成分是苯丙胺，有很强的中枢兴奋作用。人服用后会高度兴奋，食欲减退，不知疲倦，不思睡眠。长期服用会损害心血管，引起急性心肌缺血、心肌病和心律失常，严重的会导致使用者突然死亡。

3. 莫达非尼。莫达非尼是一种觉醒促进剂，被用于治疗严重的嗜睡症、发作性睡眠症，可让人白天保持清醒状态，从而延长学习、工作时间。长期服用会导致生物钟规律紊乱、精神恍惚、发呆、走神，甚至焦虑、抑郁等症状。

由此可见，这些所谓的"聪明药"只是通过促使中枢神经兴奋来提高注意力，对于增强记忆力和分析能力毫无帮助。长期服用"聪明药"不仅不能让人变得更聪明，反而会对我们的身心健康造成严重危害。

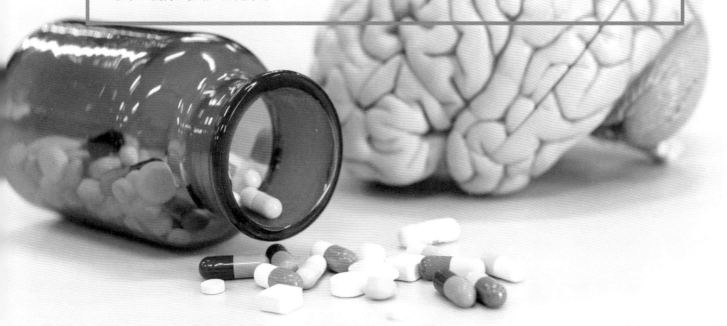

从圣草到毒草

烟草原产于南美洲安第斯山脉的热带和亚热带地区，直到 1942 年哥伦布发现美洲大陆，才正式登上世界舞台。

哥伦布第一次接触烟草是在 1942 年 10 月 12 日上午。当他抵达美洲巴哈马群岛即后来被他命名为"圣萨尔瓦多"的小岛时，当地人给了他一些干树叶以示友好，这些叶子就是烟草。当时，哥伦布和他的船员都不知道该如何处理这些干叶子，直到几天后他们目睹了当地人通过插入鼻孔的 Ｙ 形管吸食烟草，吸到失去知觉为止。他曾在航海日记里这样写道："10 月 15 日，星期一……碰到了一个用卡弩从圣玛丽亚岛向费尔南迪纳划去的人，他带着一块大如拳头的土产面饼、一葫芦水、一块红棕色的泥团和一些干叶。这些干叶子准是他们的宝贝，因为在圣萨尔瓦多岛，那些土著人就给了我一些这种干叶子。"

烟草被哥伦布带回欧洲后，一开始并没有得到广泛的传播。1560 年，当时的法国驻葡萄牙大使尼古特在各国进贡的礼品中发现了几粒烟草种子，便将它们精心栽培在自己的花园里。后来，他带着烟草回到法国，将其作为一种可治疗头痛的药物介绍给法国宫廷，吸烟才逐渐在欧洲社会流行开来，并随着殖民者的脚步遍及全球。为了纪念尼古特，人们还把烟草中具有特殊功效的烟碱命名为"尼古丁"。

哥伦布向大家介绍自己从新大陆带回的物品，其中包括烟叶和烟草种子。

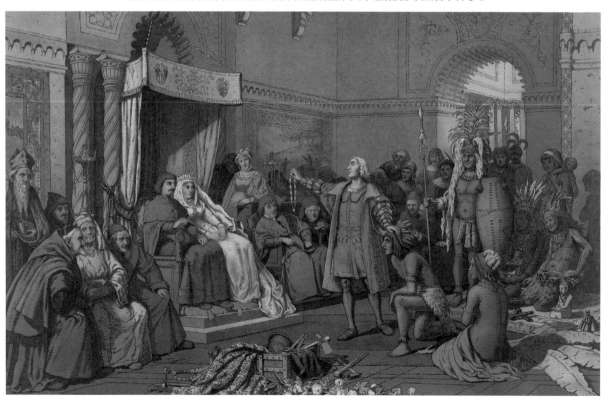

印第安人与烟草

　　古代印第安人是怎样认识和使用烟草的呢？有一个美丽的神话传说，可以帮助我们去推想当这"天赐圣物"降临世间，曾给人们带来怎样的惊喜。相传印第安的一个部落的公主死了，被抬到野外天葬。结果公主非但没被啄食还翩然归来。原来，公主是在一种辛辣气味的刺激下苏醒过来的，发出这种气味的植物就是烟草。于是，崇拜自然的印第安人把它奉为圣草，并冠以"还魂草"的美名。后来，人们把它放在口中咀嚼，再后来又发明了各种吸食方式：煮制成液体涂在鼻孔上，或将干叶放在炭上燃烧，用空心管吸其烟气，最普遍的是直接用烟叶或玉米叶将其卷成烟卷儿，再插入空心植物管吸食，享受那令人陶醉的感觉。

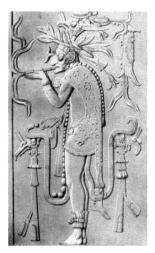

帕伦克遗迹的祭司吸烟浮雕

　　事实上，印第安人吸烟不仅用于提神解闷、驱疫除病，还广泛用于宗教仪式。不论是举行各种纪念活动或节日庆祝，还是祭天、地、日、月、诸神和祖先，人们都会把烟草作为最上等的礼物拿出来。在墨西哥奇阿帕斯州帕伦克城，一座建于公元432年的神殿的墙壁上，至今仍保留着一幅半浮雕的画像：一些玛雅人正在举行祭祀典礼，一个身着礼服的玛雅祭司顶着几片呈帽状的烟叶，捧着一根烟斗，正在一吹一吸地吐着烟气，画中人物被公认为世界上最早的吸烟者。摩尔根在《古代社会》里也做过详细描述，印第安人召开部落行政会议时，典礼主持人会纳烟草于和平烟管中，将烟管放在自己的薪火上点燃。连续喷烟三次，第一次喷向天空，感恩天神；第二次喷向大地，感恩地母；第三次喷向太阳，感恩太阳神光不灭、普照万物。烟草，已然成为古代印第安人神交流的桥梁。

——节选自刘杰《烟草史话》

　　我国的烟草种植始于16世纪中叶，最初从菲律宾的吕宋岛传入，先在福建、广东等沿海地区种植，然后逐渐遍及全国。人类使用烟草的记录至少可以追溯到哥伦布发现新大陆之前，美洲的印第安人将烟草视作"神草"并用它来向神灵祈祷，还将它作为药物使用。16世纪，欧洲人将烟草用于治疗牙痛、寄生虫病、口臭、破伤风等疾病，部分欧洲人甚至认为烟草可以治疗黑死病。这种状况一直持续到20世纪。1924年，美国《读者文摘》

烟草曾与西红柿、土豆、玉米、巧克力一起并称为古代美洲印第安人的五大发明。

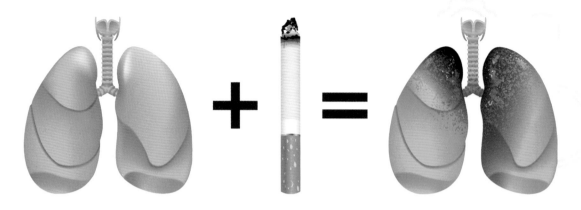

吸烟会导致肺部颜色发生变化。

尼古丁是一种剧毒物质。1 支烟中的尼古丁为 6—8 毫克，足以毒死一只老鼠；20 支烟中的尼古丁可以毒死一头牛。致人死亡的尼古丁剂量为 50—75 毫克。

（*Reader's Digest*）刊登了一篇题为《烟草对人体有害吗？》（*Does Tobacco Injure the Human Body?*）的文章，公开指出烟草是有害的，这在当时引起了广泛关注。1962 年，英国皇家内科学会发表了有关吸烟与健康关系的报告，首次提出吸烟是导致肺癌的主要原因。

作为潜伏在我们身边的隐形杀手，吸烟对健康的危害一点也不比毒品少。当吸烟者狠狠地吸上一口时，他同时把烟草产品燃烧产生的烟雾吸进了肺里，而这种烟雾中含有 4000 多种化学物质，其中 69 种是已知的致癌或促癌物质。尼古丁、烟焦油、一氧化碳、有毒化合物、有害重金属等都会对人体造成严重危害，包括诱发心绞痛和心肌梗死，引起哮喘、肺气肿、骨质疏松等多种疾病。尼古丁是主要的成瘾物质，它通过一种特定的方式来刺激人体释放多巴胺，使吸烟者产生兴奋感和愉悦感。当体内尼古丁含量下降后，这种兴奋感和愉悦感也会逐渐消失，此时吸烟者就会感到烦躁和苦闷，为了使体内的尼古丁达到稳定浓度，他们就会不断地吸烟，从此陷入恶性循环，也就是吸烟成瘾，又称烟草依赖。需要强调的

让人上瘾的多巴胺

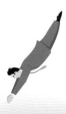
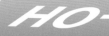

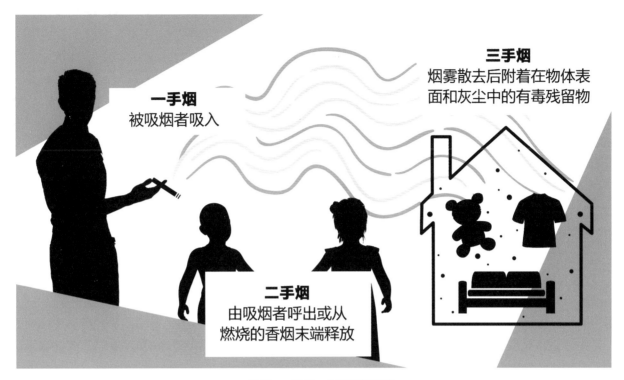

三手烟
烟雾散去后附着在物体表面和灰尘中的有毒残留物

一手烟
被吸烟者吸入

二手烟
由吸烟者呼出或从燃烧的香烟末端释放

一手烟、二手烟、三手烟的区别

是，这不是一种行为习惯，而是一种慢性疾病，已被世界卫生组织列入国际疾病分类，编码为 F17.2。

吸烟者在戒烟时也会出现一些戒断症状，但痛苦程度比吸毒者轻许多。所以只要在医生的指导下，采用合适的方法，或配合使用某些药物，吸烟者完全是可以成功戒烟的。

烟草产品不仅使吸烟者本人深受其害，其烟雾还会"殃及池鱼"，即一个人吸烟，一群人遭殃。吸烟者吸入肺中的烟雾，被称为一手烟；由烟草产品燃烧释放出的以及由吸烟者呼出所形成的混合烟雾，被称为二手烟。二手烟看似烟雾量不大，却是危害最广泛、最严重的室内空气污染。据统计，我国二手烟的主要受害者是妇女和儿童。研究表明：一些与吸烟者共同生活的女性患肺癌的概率为一般人的 2.6—6 倍，长期吸二手烟的儿童智力发育水平明显低于在非烟雾环境下长大的儿童，经常暴露在二手烟环境中的非烟民的记忆力也比其他人低 20% 左右。二手烟还有可能引发哮喘病、肺炎、耳部炎症、咽炎、冠心病、白血病和肿瘤等。青少年正处于生长发育时期，尤其要警醒烟草产品对自身健康的威胁。

被动吸二手烟者很可能吸入不同吸烟者吐出的更多烟雾。

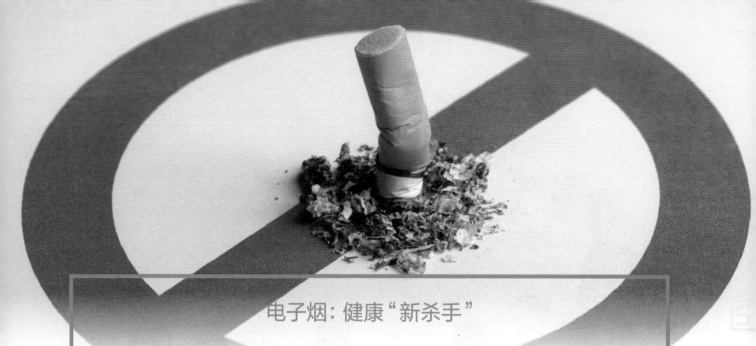

电子烟：健康"新杀手"

电子烟是一种以电池为能源，提供雾化尼古丁的电子设备。有的电子烟外观形似传统的卷烟，可模仿吸烟时的视觉、感觉及行为方面的特点。

因为电子烟不释放焦油，所以生产厂家宣称与传统卷烟相比，电子烟对人体的危害较小，而且有助于戒烟。实际上，电子烟本质上是一种尼古丁释放设备，通过加热将含尼古丁的烟油转化为气态供人吸食，它同样会导致成瘾。世界卫生组织在《2019年全球烟草流行报告》中明确表示，电子烟释放的有害物质可能比卷烟少，但目前并没有明确的证据来量化其风险水平。因此，厂家宣称的"电子烟相较于卷烟对人体的危害更小"这一说法缺乏科学依据。另外，电子烟的结构特征可能会导致使用者误食高纯度尼古丁烟液，并且存在电子元件燃烧、爆炸等风险。

与传统卷烟可能会给初次使用者带来一些不愉快的体验（如辣喉咙、呛鼻子）不同，电子烟在烟液中添加了多种香料和添加剂，从而有了冰糖雪梨、茉莉花茶、致爽薄荷、清甜荔枝等诸多口味，这对青少年而言具有很强的迷惑性。再加上某些商家的刻意引导，一些学生认为抽电子烟更时尚、更炫酷，进而相互攀比，给自己和他人带来危害。

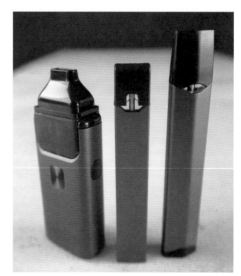

电子烟

 想一想

三手烟是指吸烟者"吞云吐雾"后附着在衣服、墙壁、地毯、家具甚至头发和皮肤等表面的烟草残留物，和二手烟一样，也是目前危害最广泛的室内空气污染。你身边有人吸烟吗？你认为如何做才能尽量减少三手烟对自己的伤害？

谨防被"双刃剑"误伤

酒精和网络是两把双刃剑，把握得当能为我们锦上添花，把握不当会威胁我们的生命。

适量饮酒可以祛除寒冷，帮助消化，缓解紧张，促进新陈代谢，改善心肌供血等，但你知道酒精对人体各器官有哪些危害吗？研究显示：当一个人血液中的酒精浓度达到 20 毫克 /100 毫升时，会感觉头脑发胀，兴奋健谈；当酒精浓度达到 40 毫克 /100 毫升时，手会微微发颤，动作变得笨拙；当酒精浓度达到 60—80 毫克 /100 毫升时，大脑会由兴奋转为抑制，表现为步履蹒跚，反应迟钝，自言自语；当酒精浓度达到 100—160 毫克 /100 毫升时，则会变得嗜睡，呈酩酊大醉状态；如果继续饮酒，会出现意识模糊、言语不清等症状，甚至可能因呼吸困难窒息而死。青少年因身心发育尚不成熟，饮酒后造成的伤害远大于成年人。

饮酒后服药会增加多种毒副作用，切记"吃药不喝酒，喝酒不吃药"。

随着科技的日新月异，我们的生活发生了巨大的变化。足不出户，轻点鼠标，大千世界尽入眼帘，各种服务轻松办理。毫不夸张地说，网络已经成为现代和未来社会运作的基础。然而，任何高科技产品都是一把双刃剑，在使人们的生产与生活更加便捷的同时，网络也带来了巨大的风险，尤其可能会对青少年的身心健康造成危害。

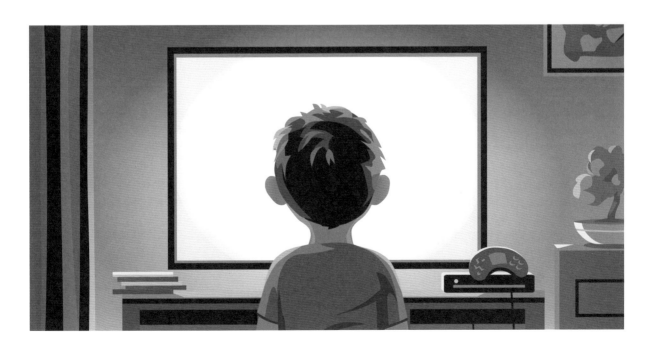

2018 年，世界卫生组织把因沉迷于网络游戏或电视游戏而妨碍日常生活的"游戏障碍"（也叫游戏成瘾）列入精神疾病范畴。

"网瘾"的概念最早出现在 1996 年，由美国匹兹堡大学的金伯利·杨在美国心理学年会上提出。2008 年，北京军区总医院中国青少年心理成长基地主任陶然教授领衔制定了《网络成瘾临床诊断标准》，该标准于 2013 年被美国精神病协会纳入《精神与行为疾病诊断与统计手册》正式出版。这标志着该标准正式成为网络成瘾疾病诊断的国际标准，同时这也是我国第一个获得国际医学界认可的疾病诊断标准。

根据该标准，如果一个人平均每天用于非工作学习目的连续上网超过 6 小时，且符合以下症状标准超过 3 个月，即"网络成瘾"。

（1）对网络的使用有强烈的渴求或冲动感。

（2）减少或停止上网时会出现周身不适、烦躁、易激惹、注意力不集中、睡眠障碍等戒断反应；上述戒断中通过使用其他类似电子媒介（如电视、掌上游戏机等）来缓解。

同时，以下 5 条至少符合 1 条：

（1）为达到满足感而不断增加使用网络的时间和投入程度；

（2）使用网络的开始、结束及持续时间难以控制，经多次努力后均未成功；

（3）固执地使用网络而不顾其明显的危害性后果，即使知道网络使用的危害仍难以停止；

（4）因使用网络而减少或放弃了其他兴趣、娱乐或社交活动；

（5）将使用网络作为一种逃避问题或缓解不良情绪的途径。

网络成瘾对青少年的危害体现在生理、心理、社会适应等多方面。比如，青少年正处于生长发育的关键期，如果长时间坐在电脑前，会出现腰肌受损、眼睛疲劳、视力下降等情况。加之上网占用了原来的锻炼时间，他们的身体素质也会不断下降。虽然网络世界丰富精彩，但也充斥着色情、暴力等不良信息。有些青少年缺乏判断力，对网络上的信息没有正确的认知，很容易受到蛊惑，进而分辨不清虚拟世界和现实世界的界限，变得冷漠、紧张，不信任他人，少数人甚至会产生有样学样的想法，走上违法犯罪的道路。

因此，青少年要学会控制自己的上网时间，上网前要制订明确的计划，到了规定的时间一定要下网；平时要注意多参加人际交往活动，学会分清网络和现实的区别，不要将自己封闭在虚拟的世界里。

但愿意外伤害少一点

你将了解：

安全标志的分类与作用

如何预防溺水

溺水后正确的自救与急救方法

意外伤害是指突然发生的各种事件对人体所造成的伤害，包括各种物理、化学和生物因素导致的损伤，如交通事故、溺水、触电、骨折。它既是青少年死亡的主要原因，也是导致严重疾病和残疾的主要因素之一。青少年之所以意外伤害频发，主要是因为缺乏安全知识和安全意识，对一些基本的技能或技术掌握得不熟练等。意外伤害虽然是一种突发事故，但也有其发生的外部原因和内在规律，是可以预防的。比如，我们平时在很多地方都会看到各式各样的安全标志，只有正确地辨别、了解这些安全标志，才能让我们的生活更安全。

2021年，我国清华大学刘静教授团队研发了可代替传统石膏的液态金属"外骨骼"。这给骨折患者们带来了福音，因为液态金属"外骨骼"贴合度好、有弹性、易拆装、透气，X光透光性更强，可反复使用。

小标志，大作用

根据《安全标志及其使用导则（GB 2894-2008）》的定义，安全标志是用以表达特定安全信息的标志，由图形符号、安全色、几何形状（边框）或文字构成。我国的安全标志分为禁止标志、警告标志、指令标志和提示标志四类，此外还有文字辅助标志。

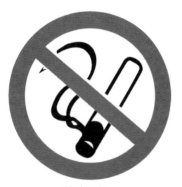

禁止吸烟

禁止标志

禁止标志是禁止人们的不安全行为，其基本形式是带斜杠的圆边框，其中圆边框与斜杠为红色，图形符号为黑色，背景为白色。我国规定的禁止标志共有40个，如禁止吸烟、禁止烟火、禁止带火种、禁止用水灭火、禁止放置易燃物等。

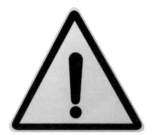

注意安全

警告标志

警告标志是提醒人们对周围环境引起注意，以避免可能发生的危险，其基本形式是正三角形边框，图形符号为黑色，背景为黄色。我国规定的警告标志共有39个，如注意安全、当心火灾、当心爆炸、当心腐蚀、当心中毒等。

必须戴护耳器

指令标志

指令标志是强制人们必须做出某种动作或采用防范措施，其基本形式是圆形边框，图形符号为白色，背景为蓝色。我国规定的指令标志共有16个，如必须戴防护眼镜、必须佩戴遮光护目镜、必须戴防尘口罩、必须戴防毒面具、必须戴护耳器、必须戴安全帽、必须戴防护帽等。

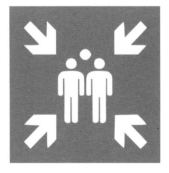

应急避难场所

提示标志

提示标志是向人们提供某种信息（如标明安全设施或场所等），其基本形式是正方形边框，图形符号及文字为白色，背景为绿色。我国规定的提示标志共有8个，包括紧急出口、避险处、应急避难场所、可动火区、击碎板面、急救点、应急电话、紧急医疗站。

文字辅助标志

文字辅助标志是对前四类标志的辅助补充说明，以防误解。其基本形式是矩形边框，有横写和竖写两种形式。横写时，文字辅助标志写在标志的下方，可以和标志连在一起，也可以分开；竖写时，文字辅助标志写在标志杆的上部。文字辅助标志的颜色如下：竖写的，均为白底黑字；横写的，用于禁止标志的为红底白字，用于指令标志的为蓝底白字，用于警告标志的为白底黑字。

安全色的前世今生

第二次世界大战期间，当美军向士兵发出"这里有危险""禁止入内"等指示时，出于表达简明扼要的目的，使用了红、黄、蓝、绿等颜色，这就是安全色的最初概念。1942 年，美国一家颜料公司制定了统一的安全色规则，被杜邦等公司和单位广泛应用。

随着工业和交通的发展，一些发达工业国家相继发布了本国的"安全色"和"安全标志"标准。国际标准化组织（ISO）于 1952 年设立了安全色标准技术委员会，并于 1964 年、1967 年先后发布了"安全色标准""安全标志的符号、尺寸和图形标准"。

我国国家标准中明确规定红、黄、绿、蓝为安全色，其基本作用如下所示。

红色的注目性非常高，视认性也很好，适合用作紧急停止和禁止信号。

黄色对人眼能产生比红色更高的明度。黄色与黑色组成的条纹是视认性最高的色彩，特别能引起人们的注意，因此被用作警告色。

绿色虽然视认性不太高，却是年轻和青春的象征，能产生和平、久远、生长、舒适、安心等心理效应，因此被用作提示安全信息。

蓝色只有在与几何图形同时使用时才表示指令。另外，为避免与马路两旁的绿色树木相混淆，交通标志中的指示标志为蓝色。蓝色的注目性和视认性都不太好，但与白色配合使用效果不错，特别是在太阳光直射的情况下较为明显，因而适合用作交通标志和厂矿企业的指令标志。

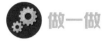 做一做

　　道路上不仅有安全标志，还有交通标线。交通标线是指在路面上用线条、箭头、文字、立面标记、突起路标和轮廓标等向交通参与者传递引导、限制、警告等交通信息的标志，起管制和引导交通的作用，可与安全标志配合使用，也可单独使用。请留心观察上学路上的安全标志和交通标线，并试着说出它们的含义。

预防溺水，学会自救

　　2021 年 4 月 28 日，第 75 届联合国大会通过首个全球预防溺水决议，将每年的 7 月 25 日定为世界预防溺水日。

　　"群儿戏于庭，一儿登瓮，足跌没水中。众皆去弃，光持石击瓮破之，水进，儿得活。"司马光砸缸救友的故事可以说是家喻户晓。经过千余年的传播与解读，司马光也因此成为沉稳机敏式少年的代言人。其实，这个故事背后还隐藏着一个重要元素——溺水。

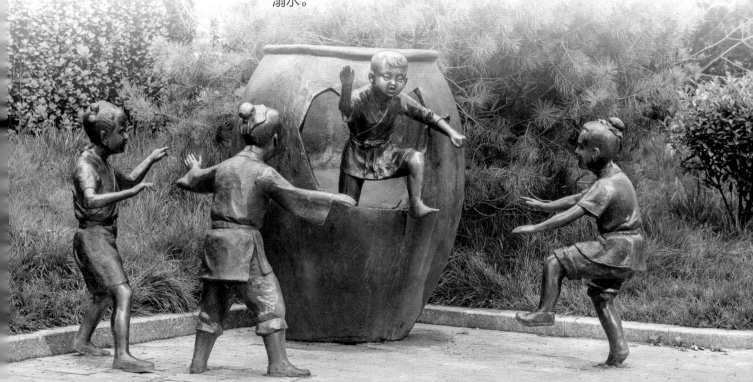

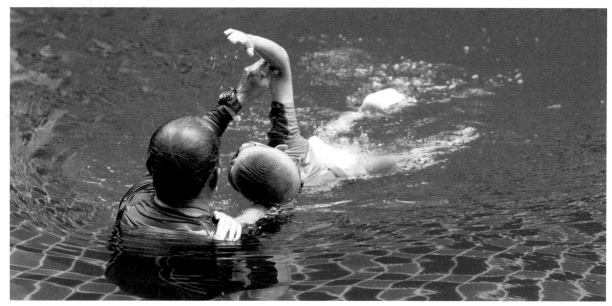

夏天游泳时应预防溺水风险，做好安全防护。

《2022 中国青少年防溺水大数据报告》显示，我国每年约 5.9 万人死于溺水，其中未成年人占 95% 以上。溺水已成为中小学生意外死亡的"头号杀手"。年龄较小的儿童溺水往往是因为在河边或水塘边玩耍时意外失足落水，青少年溺水的原因大多是下水嬉戏或潜入深水区而发生意外。溺水致死的原因是人淹没于水中，水经口、鼻进入肺中，使呼吸道和肺泡充满水，造成呼吸道阻塞，或因吸入水的刺激引起喉头痉挛，使气体不能进出，引起窒息。

那么，我们如何预防溺水事故的发生？

第一，不要独自一人外出游泳，更不要到不知水情或比较危险且易发生溺水伤亡事故的地方去游泳。

第二，选择好的游泳场所，不要在激流和漩涡处游泳，要了解清楚场所的环境，如水库、浴场是否卫生，水下是否平坦，有无暗礁、暗流、杂草，水域的深浅情况等。

第三，下水前要做好准备，先充分活动身体，如果水温太低，应先在浅水处用水淋洗身体，待适应水温后再下水游泳。

第四，下水后不要逞能，不要贸然跳水和潜泳，更不能互相打闹，以免误喝水或溺水。

第五，如果在游泳中突然觉得身体不舒服，如出现眩晕、恶心、心慌、气短，要立即上岸休息或呼救。

如果自己是溺水遇险者，一定要冷静采取如下自救措施。

第一，不要慌张，发现周围有人时，应立即呼救。

第二，放松全身，让身体漂浮在水面上，将头部浮出水面，用脚踢水，防止体力丧失，等待救援。

第三，身体下沉时，可将手掌向下压。

"生命热线"120是全国统一的医疗急救电话号码，属于特殊号码，不收取任何拨打和通话费用。

第四，在水中突然抽筋，又无法靠岸时，应立即求救。如果周围无人，可深吸一口气潜入水中，伸直抽筋的那条腿，用手将脚趾向上扳，以缓解抽筋。

当发现别人溺水时，应在保障自身安全的情况下设法将其救上岸，并采取相应的急救措施。在实施急救前，一定要记住迅速拨打120急救电话，确保将溺水者及时送往医院抢救。当溺水者有反应或无反应但有呼吸时，应让溺水者侧卧，并为溺水者保暖，等待救护车的到来。当溺水者无反应且无呼吸或出现濒死样呼吸时，应先立即清除溺水者口内异物，并打开气道，然后进行心肺复苏，即同步进行30次胸外按压和2次人工呼吸。目前，我国大部分城市和县已开通医疗专用120急救电话，24小时有专人接听，接到电话后可立即派出救护车和急救人员前往事故地点。如果有人在医院外发生急危重症，可随时拨打120急救电话寻求帮助。

如何正确呼叫120

首先，拨打120急救电话时，告知对方自己的准确地址和患者的简要病情等相关信息至关重要。虽然危急关头难免会慌张、恐惧，但也要尽量保持镇静，讲话清晰、简练，以确保调度员能听清楚你在说什么。切记一定要等调度员询问完信息后再挂断电话。

其次，正确表述地址，如所在区、街道和门牌号，同时讲出周围明显的标志物，如商场、学校、银行、广场、公园。

再次，简要描述需要救助者的伤病情况，如外伤、车祸、头痛、腹痛、恶心、呕吐、昏迷。

最后，确保联系畅通，手机保持开机状态，并及时接听来电。如果使用已经欠费停机的电话拨打120，一定要说清楚在什么地方接车。如果没有等到救护车，可再次拨打120与调度员取得联系。

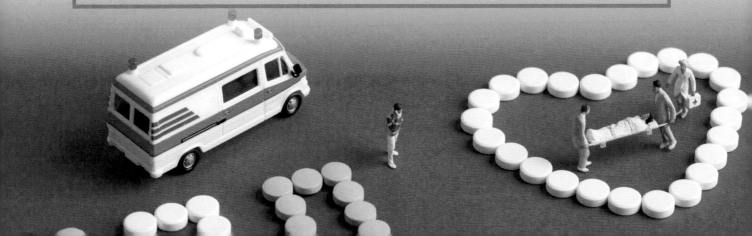

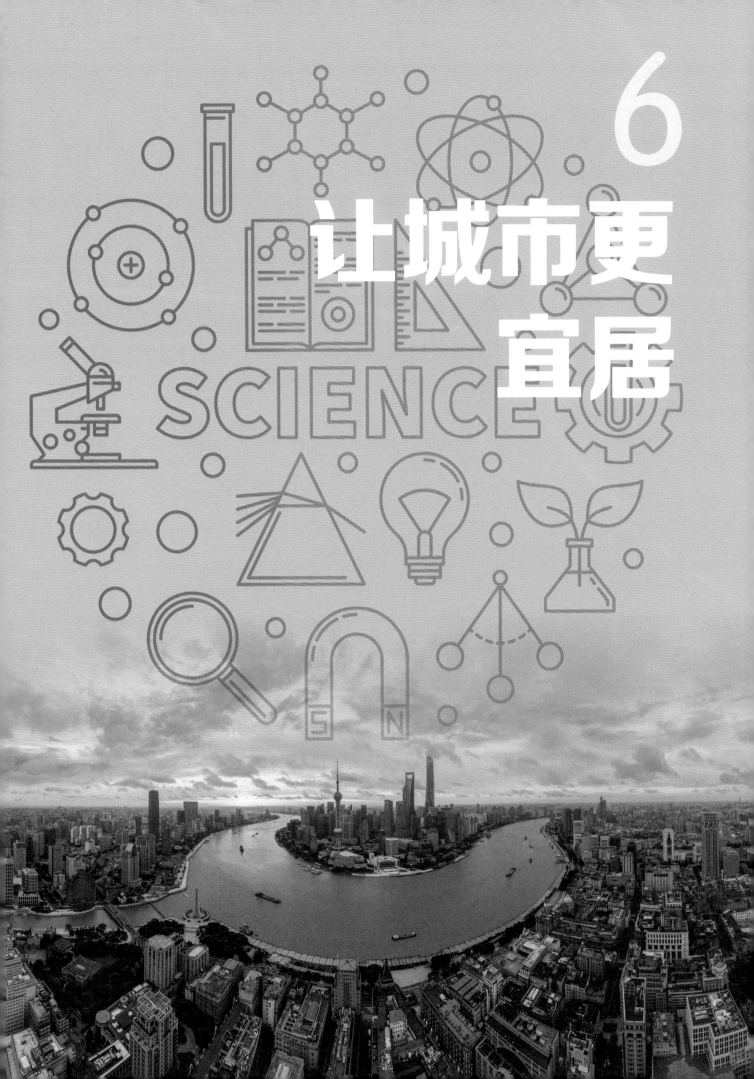

6
让城市更
宜居

想和雾霾说再见

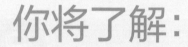

你将了解：

如何区分雾和霾

雾和霾的影响及危害

PM_{2.5} 的来源及危害

是什么遮住了我的眼

冬日的早晨，当我们拉开窗帘，满心期待明媚的阳光扑面而来，谁知眼前灰蒙蒙一片，远处的景物变得模糊不清。难道这就是传说中的雾霾？不少人认为雾和霾是一回事儿，其实无论是组成成分还是形成原因，两者都有不少差别。

雾是一种天气现象，因空气中的水汽凝结成细微的水滴，并大量悬浮在靠近地面的区域，导致地面能见度降低。简单地说，雾和云相似，都是由空气中的水汽凝结而成的。当它们大量聚集时，靠近地面的称为雾，升到高空中的就形成了云。大雾天气出行，因能见度较差，容易出现意外和危险，而且随着大量含有污染物的空气被吸入，健康也会受到影响。

霾，又称灰霾，是一种严重的污染状态，由空气中悬浮的大量烟尘颗粒造成。霾的出现主要和环境污染有关，尤其在人口密

从气象学角度看，有雾时大气往往比较稳定，易使污染物积聚。

94

集的城市，工业废气、汽车尾气以及垃圾填埋和焚烧等排放的生活废气，使空气中的污染物浓度大大升高，各种有害颗粒物骤增。

当能见度小于 10 千米，排除了降水、沙尘暴、扬沙、浮尘等天气现象造成的视程障碍，空气相对湿度小于 80% 时，则为霾；当相对湿度大于 95% 时，则为雾；当相对湿度为 80%—95% 时，则要按照《地面气象观测规范》规定的描述或大气成分指标作进一步判断。

从粒子直径看：雾是小水滴，直径相对较大，为 5—100 微米；霾粒子的直径相对较小，最大的霾粒子直径也只有雾粒子的十分之一。

从外观看：由于雾粒子直径大，对可见光的散射没有太多选择性，因此雾基本上呈乳白色；霾粒子直径小，对可见光的散射和吸收作用较强，这些粒子散射和吸收可见光时具有一定的波长选择性，因此霾可能会呈现蓝灰色、橙灰色、黄色等不同的外观。

从覆盖的空间范围看：雾一般比较浅薄，主要发生在近地面层，边界比较明显；霾相对比较深厚，可达 1 千米以上，而且分布较为均匀，从地面看没有明显的边界。

从持续时间和日变化看：雾通常形成于水汽充足、大气稳定、风力微弱的夜间，消散于阳光照射强烈、地面温度升高、空气对流旺盛的白天；霾的日变化特征不明显，当大气较为稳定时，可持续全天。

无论是雾天还是霾天，近地面的空气都会受到不同程度的污染，因此这种的天气应减少外出。

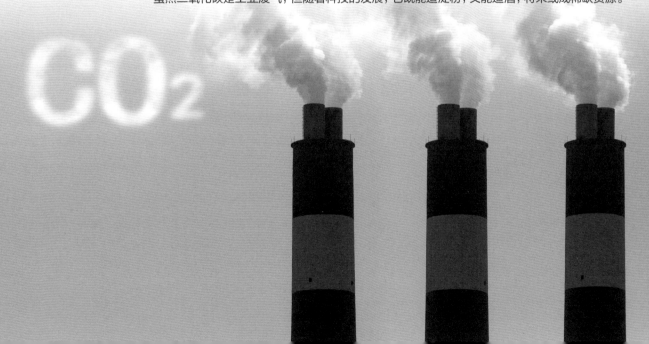

虽然二氧化碳是工业废气，但随着科技的发展，它既能造淀粉，又能造酒，将来或成稀缺资源。

雾霾天气如何出行

第一，雾霾天气应尽可能少出门，尤其是有心脑血管疾病、呼吸系统疾病的人。必须出行时，应选择适当的交通工具，尽量减少暴露在雾霾空气中的时间，同时尽量避开在交通拥挤、污染严重的高峰路段和高峰时段出行。

第二，雾霾天气出行时，记得佩戴合适的口罩。由于市面上的口罩种类繁多，选购时不仅要留意口罩的功能，还要选择适合自己脸型大小的型号，便于最大限度地贴合面部皮肤，避免污染物从口罩边缘进入口鼻。

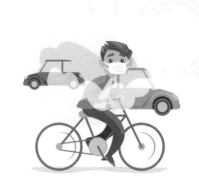

雾霾天气出行时记得佩戴合适的口罩。

PM₂.₅ 是何方神圣

PM 就是颗粒物英文（particulate matter）首字母缩写。

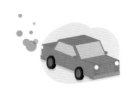

汽车尾气

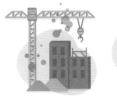

建筑施工扬尘

生活废气

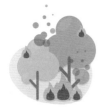

生物质燃烧

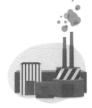

工业废气

PM₂.₅ 的主要来源

高浓度 $PM_{2.5}$ 是形成雾霾天气的一个重要原因。2013 年 2 月，$PM_{2.5}$ 被全国科学技术名词审定委员会正式命名为细颗粒物，指悬浮在大气中的直径小于或等于 2.5 微米的颗粒物。可别因为这些颗粒物个头小得肉眼完全看不见而掉以轻心，它们的危害可大了。相较于一些粗大的颗粒物，$PM_{2.5}$ 质量更轻，能长时间悬浮于空气中，且不易沉降，同时它能更顺利地通过鼻腔和口腔，顺着气管直达肺部，并在肺泡中"安营扎寨"，而且很难再排出体外。

$PM_{2.5}$ 的来源分为自然源和人为源。自然源包括火山喷发、沙尘暴、地面扬尘、生物质燃烧（如森林火灾）和植物排放（如花粉、孢子）等。人为源和工业及人类生产与生活有关，包括化石燃料燃烧、家庭柴薪燃烧、工厂排放、道路扬尘、建筑施工扬尘和机动车尾气排放等。$PM_{2.5}$ 由于粒径小，在相同质量浓度的情况下，其个体数量要远比 PM_{10}（直径小于或等于 10 微米的颗粒物）多，总表面积也更大，能吸附更多的病毒、细菌、有害重金属和化学物质。这些有害物质一旦搭上 $PM_{2.5}$ 这一"顺风车"进入肺部，很快就会在呼吸系统内兴风作浪，诱发肺炎、肺癌等疾病。

$PM_{2.5}$ 由于具有较长的大气滞留时间等特征，对环境质量、大气能见度、人体健康及气候变化均有着重要影响。

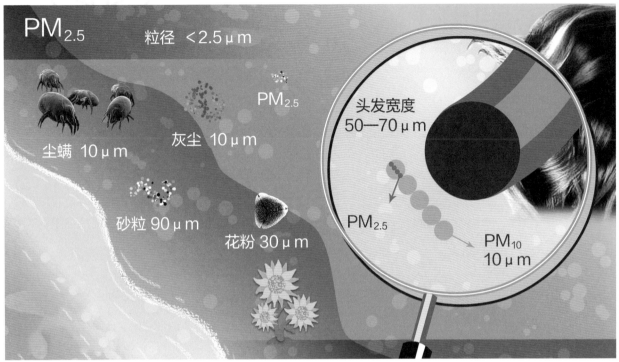

什么是 PM$_{2.5}$（图源：台湾成功大学能源教育资源总中心叶思沂）

人类历史上的空气污染事件

早在公元几世纪前，空气污染问题就伴随着木材、植被等燃烧过程而受到人们的广泛关注。古罗马时期，人们就发现空气中存在令人讨厌的颗粒物。1273 年，因为大气中的颗粒物浓度较高，伦敦开始限制燃煤的使用。1306 年，英国国王爱德华一世颁布"禁止在伦敦使用露天燃煤炉具"的法令，这是世界上首个有关空气污染防治的法令。从 16 世纪到 20 世纪中期，燃煤排放一直是大气污染的主要来源。

20 世纪特别是第二次世界大战后，各国开始大力发展经济，发达国家的快速工业化带来了严重的空气污染。这一时期全球范围内主要的空气污染事件有 1930 年比利时马斯河谷烟雾事件、1948 年美国多诺拉烟雾事件、1952 年伦敦烟雾事件、1940—1960 年美国洛杉矶光化学烟雾事件、1961—1972 年日本四日市哮喘事件等。

2013 年 1 月，我国中东部多次出现大范围重污染事件，多次形成覆盖整个华北地区且污染程度空前严重的重大污染事件，严重时多个地区能见度不足 500 米。这次重大污染事件具有覆盖面积大（可达 150 万平方千米）、持续时间长和污染程度强等特点，对城市环境空气质量、公众身体健康等造成了巨大影响和危害。

"垃圾围城" 的破解之路

你将了解：

"垃圾围城" 的成因及危害

如何破解 "垃圾围城"

垃圾分类的好处和意义

据说我们已被垃圾包围了

你留意过自己每天丢了多少垃圾吗？烂菜叶、废电池、易拉罐、塑料袋，或许还有几张刚刚擦过鼻涕的餐巾纸……也许我们已经习惯了把垃圾装进袋子，出门走上几步，将它们扔进垃圾桶，等垃圾车把这些垃圾清运干净，我们的生活似乎又焕然一新。但事实是，从千家万户汇集而来的垃圾，形形色色，数量巨大，已成为影响城市生活正常运转的一大难题。

"垃圾围城" 并不是发达国家特有的现象。有统计数据显示：我国 600 多座大中城市中，有三分之二的城市深陷 "垃圾围城" 困局，有四分之一的城市已没有堆放垃圾的合适场所。另有统计数据显示：我国城市垃圾历年堆放总量高达 70 多亿吨，垃圾产生量每年以约 9% 的速度递增。

垃圾成堆，不仅给人以感官上的刺激，还会带来许多其他危害。比如在生活垃圾中，塑料占三分之一以上。废塑料几百年都难以降解，如果直接焚烧，会产生多种有毒气体污染空气；如果入土填埋，又会影响植物根系的生长，改变土壤结构，甚至有可能污染地下水。再如我国南方，

乱扔垃圾可入狱 3 年

2007 年 12 月 21 日起，意大利南部坎帕尼亚大区首府那不勒斯的街头开始出现一堆堆垃圾，其直接原因是当地垃圾场空间不足，垃圾处理人员不得不停止运送垃圾。尽管政府承诺多建垃圾填埋场，但因遭到拟建垃圾填埋场附近居民的强烈反对，该计划该评估一直未能得到很好的落实。

2008 年，意大利政府颁布一项法令，规定在坎帕尼亚大区乱扔大件垃圾者将受到法律惩罚。按照规定，长度、宽度和高度中的任何两项超过 50 厘米就被视为"危险和特殊的垃圾"，乱扔这种垃圾将被处以最低 6 个月、最高 3 年的刑罚。

此外，意大利政府还打算设立专门回收玻璃和纸箱等材料的分类回收点，帮助那不勒斯市民解决垃圾问题。

气候温暖潮湿，垃圾的有机腐物达到 80%，垃圾腐烂速度快，渗滤液（即在垃圾填埋和堆放过程中产生的大量废水）多，其危害可想而知。另外，别看垃圾是一些无价值或低价值的废物，可处理垃圾的代价却颇为高昂。据悉，北京市一年仅运输垃圾的费用就高达 6 亿多元，而垃圾无害化处理的费用更是高达每吨约 100 元。

垃圾堆放与填埋

垃圾"减负"从源头做起

要想突破垃圾重围，最根本的方法是从源头做起。只有通过减少垃圾产生量，提高垃圾回收利用率，才能实现为垃圾治理"减负"，为城市环境"减负"。为了最大限度地节约资源，控制垃圾的产生与排放，我们平时可以这样做：自备可多次使用的餐具，减少一次性餐具的使用；多用手帕，少用纸巾；自备环保购物袋，减少塑料袋的使用；尽量使用充电电池，少用普通电池；在垃圾出户前做好分拣和回收工作；等等。当然，破解"垃圾围城"最有效的手段就是全民参与垃圾分类。

以上海市居民日常生活所产生的垃圾量为例。上海市第七次全国人口普查主要数据显示，全市常住人口为 2487.1 万，如果以每人每天产出 1 千克生活垃圾量来估算，人年均 365 千克，整座城市年均生活垃圾量约为 907.8 万吨。如果以每吨垃圾的体积约为 1.2 立方米来估算，整座城市年均生活垃圾的体积约为 1089.4 万立方米。如果将它们全部堆成厚度为 10 米、高度为 30 米（约 10 层楼高）的长方体，这座"垃圾墙"的长度约为 36.3 千米。按上海外环线全长约 99 千米估算，不出 3 年，"垃圾墙"就可把上海城区团团包围了——这还不包括建筑拆迁、灾变或突发事故等额外产生的垃圾，以及工农业生产所产生的大量垃圾。

将垃圾分类进行到底

所谓垃圾分类，就是将垃圾按一定的标准或规定分类储存、投放和搬运，目的是提高垃圾的资源价值和经济价值。将垃圾分类后再处理，既能在源头上减少垃圾量，又能第一时间回收大量可再利用的宝贵资源，如废塑料、废纸张、废玻璃、废金属等都可作为再生材料予以循环利用。垃圾分类还能在源头上单独处置废电池和废灯管（含有金属汞、镉等有毒物质）等有害废物，截断它们污染环境的可能性。

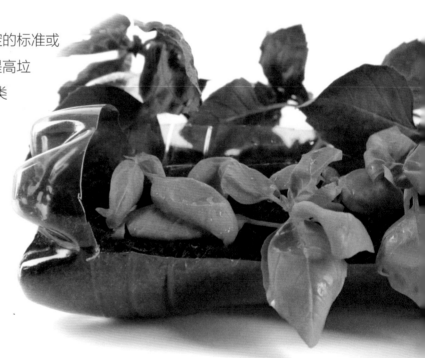

在废旧塑料瓶中养绿色植物

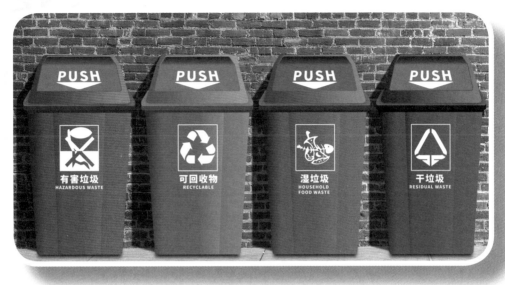

生活垃圾分类

目前，我国城市对生活垃圾的分类一般为有害垃圾、可回收物、湿垃圾和干垃圾，相应的处理方法为资源综合利用、卫生填埋、焚烧发电和堆肥等。

由于许多垃圾不易分解腐烂，填埋后会对大气、土壤、地表水、地下水等造成严重影响，甚至带来沼气爆炸等安全隐患，因此即便曾填埋过垃圾的土地日后复耕再利用，也会受到许多限制。虽然垃圾焚烧也是一种有效的处理方法，但其燃烧的热值一般不太高，焚烧炉及其净化设备对燃烧过程中产生的二噁英等有毒、有害物质的去除，也需要不断提高工艺才能达到理想状态。相关统计数据表明，实行分类回收后，垃圾总量减少约60%。如此一来，需要填埋和焚烧的垃圾总量大大减少，不仅节约了大量宝贵的土地资源，还降低了垃圾处理对生态环境造成的影响。

一位垃圾处理专家曾说："没有千家万户的积极参与，将垃圾从源头分类，再先进的机器和工艺也难以完全实现垃圾的无害化处理。"由此可见，通过全民参与垃圾分类的方式来实现垃圾减量和资源再利用，将是解决垃圾问题的真正出路。

为健康生活加分

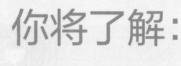

你将了解：

开窗通风的正确方法

如何做好室内环境的预防性消毒

如何通过加强消毒来预防校园常见传染病

室内环境保卫战

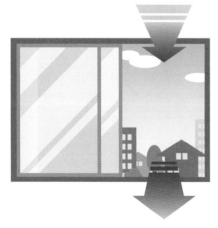

定期开窗通风，改善室内环境，是预防呼吸道疾病的有效途径之一。

调查显示，我国城市居民每天待在室内近 22 个小时，未成年人在室内活动的时间更长。由此可见，室内环境与人体健康息息相关，做好室内环境的预防性消毒、保持家居和物品清洁干燥相当重要。首先要注意室内空气的净化。最好每天上午、下午都能开窗通风至少 1 次，每次 30 分钟以上。不能直接开窗通风或通风不良的场所，则需借助电风扇、排风扇、新风系统等机械通风设备进行通风换气。寒冬或酷暑季节使用空调，不便开窗通风时，可使用循环风空气消毒机进行消毒，并注意持续开机消毒。

为了保证室内空气的清洁卫生，空调等通风设施的消毒也很重要。排风扇等机械通风设备使用期间，建议每个月清洁消毒 2—4 次，可先用自来水冲去挡板上的积尘，再用洗涤剂去除污垢，必要

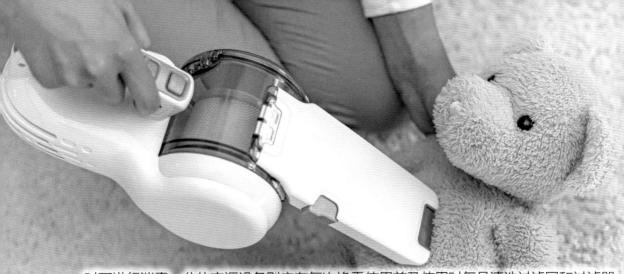

时可进行消毒。分体空调设备则应在每次换季使用前及使用时每月清洗过滤网和过滤器，必要时进行消毒。集中式空调系统应定期检查、检测、维护和清洗消毒，而且清洗消毒工作应由具有清洗消毒资质的专业机构完成。

一般情况下，墙面不需要进行常规消毒。当地面没有明显污渍时，通常可每天用清水、清洁剂或微酸性次氯酸进行清洁；若有明显污渍，则需要随时清洁。

对于一般物体表面，如文体活动用品，电话机、传真机、打印机、电脑键盘、鼠标等小件办公用品，以及餐（茶）具、熟食盛具等，则以日常清洁为主。

空调到底有多脏

空调已成为现代人居家生活的必需品。无论是炎炎夏日还是寒冬腊月，空调都能为我们创造一个舒适的环境。但如果使用不当，空调中的微生物也可能成为人类健康的"隐形杀手"。

通常情况下，空调过滤网会吸附大量灰尘和纤维，散热片上也会积聚污垢和致病菌。虽然大家都知道要经常清洗空调过滤网，但其实散热片的污染最为严重。相关调研结果表明：88%的空调散热片细菌总数超标，脏的程度堪比马桶；84%的空调散热片霉菌总数超标，其中细菌超标最高可达1000倍以上。

开空调时，这些灰尘和病菌会被吹出来，刺激人体的上呼吸道，使气管、支气管发生反射性痉挛，引起咳嗽、气喘，从而导致哮喘发作。当这些灰尘和病菌随呼吸道进入人体时，还会导致头晕、乏力等症状，给我们的健康带来潜在的风险。

因此，除了每年换季空调首次开机前要彻底清洗外，平时使用时也应每月清洗一次空调散热片，这样才能使细菌无处遁形。

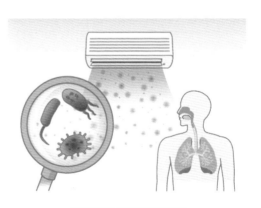

定期清洗空调非常重要

科学消毒让校园更安全

每年 11 月至次年 4 月正是呼吸道传染病流行期。

手足口病的潜伏期为 2—7 天。临床上以发热及手、足、口腔部位出现皮疹、溃疡等表现为主，少数患者可能出现心肌炎、肺水肿、肺炎、脑炎或脑膜炎等并发症。

终末消毒就是患者离开相关场所后进行的最后一次彻底消毒，应保证该场所和其中的各种物品不再有病原体的存在。

每年 11 月、12 月，不少学生易患呼吸道传染病，如流感、猩红热、水痘等。学校应在做好日常预防性消毒等工作的基础上，加强开窗通风，暂停使用集中空调、空气净化器等（有特殊规定除外）；督促学生增加洗手频次，必要时根据专业机构的指导，引导学生用适宜的手部消毒剂进行快速消毒；加强环境表面消毒，增加消毒频次，延长消毒时间。

如果校园里出现流感、猩红热、水痘患者，除了注意开窗通风外，还应对患者使用过的物品及周边环境进行消毒。一旦暴发聚集性疫情，应首先采取终末消毒，同时加强日常消毒。

到了 5 月至 10 月，随着气候变暖，手足口病、诺如病毒感染性腹泻等校园常见肠道传染病进入高发期。

如果校园里出现手足口病患者，应重点关注患者及其所在班级学生的手部卫生，并对患者使用过的物品及周边环境进行消毒，如课桌椅、地面、门把手、水龙头、床围栏以及患者使用过的餐具、茶具。同时，饮水及食物应煮沸、煮熟后食用。针对不同的污染对象，可采取化学或物理消毒方法。

当患者出现呕吐或腹泻症状时，应及时清理患者的吐泻物。清理时，务必做好个人防护，佩戴口罩和手套，处理完成后应及时用肥皂、洗手液等洗手。同时，要及时清理被吐泻物污染的物体表面、地面、墙面等，并用消毒液擦拭或喷洒消毒。

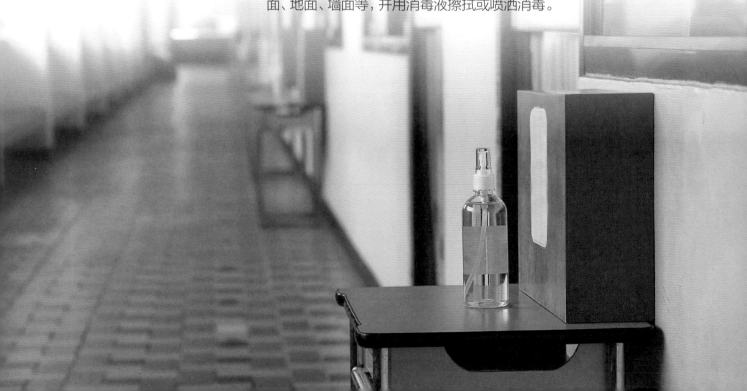

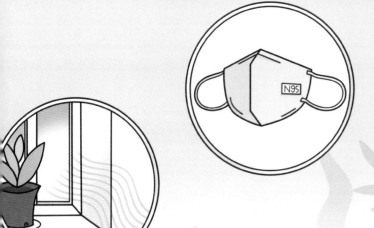
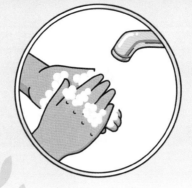
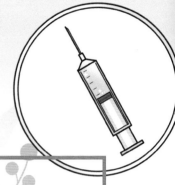

防治传染病的"护照"

预防接种，也就是我们常说的打疫苗，是预防和控制传染病最经济、有效的手段。疫苗的预防作用，可以切实保障广大儿童的身体健康，有效防止相应传染病的发生和流行，从而达到最终消灭疾病的目的。事实上，疫苗从我们一出生起就伴随着我们，保护着我们。

我们中的很多人小时候都有这样的体验：每当爸爸妈妈拿出一本绿色的小本子，就忍不住打个激灵——又到打预防针的时间了吗？这本小本子就是预防接种证，是每个孩子出生后在出生医院或居住地所属社区预防接种门诊办理的，业界称它为小绿卡。

预防接种证相当于防治传染病的"护照"，记录了我们出生后接种的所有疫苗，其作用相当于考试合格后拿到的成绩单。我们可以从免疫规划程序表中了解到国家向大众提供的免费疫苗的接种年龄，然后对照自己的接种记录进行检查。由于该免疫规划程序表可能还来不及纳入所有新疫苗，包括一些自费的、可自行选择接种与否的疫苗（如流感疫苗），因此向当地接种医院咨询最新的疫苗接种信息是最稳妥的办法。

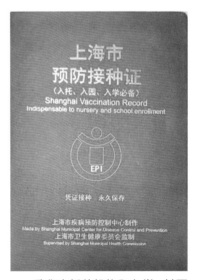

我们上托幼机构和入学，甚至出国留学都需要用到小绿卡。

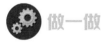 **做一做**

从某种意义上来说，疫苗是一种"毒"，通常是经过人类减毒或灭毒处理之后的病原微生物。将这种处理过的"毒"注入人体后，免疫系统会通过"实战演习"产生相应的抗体和记忆细胞，它们将长久地在人体内巡逻，并在日后再次接触相同的病原体时快速反应。所以，注射疫苗其实就是以生小病的方式来杜绝未来生大病的可能。请拿出你的小绿卡，看一看你曾接种过哪些疫苗，并说出它们能预防哪些疾病。

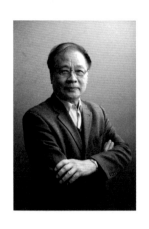

丛书主编简介

褚君浩，半导体物理专家，中国科学院院士，中国科学院上海技术物理研究所研究员，《红外与毫米波学报》主编。获得国家自然科学奖三次。2014 年被评为"十佳全国优秀科技工作者"，2017 年获首届全国创新争先奖章，2022 年被评为上海市大众科学传播杰出人物。

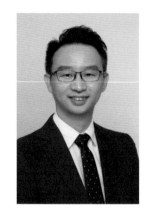

本书主编简介

吴瑞龙，公共卫生硕士，副主任医师，从事健康教育工作近 15 年。在青少年健康教育、新媒体传播等方面颇有建树。曾在上海市率先研制青少年健康素养框架及量表。主持建设上海市首个以公共卫生为主题的科普体验中心。

图书在版编目（CIP）数据

给孩子的健康课 / 吴瑞龙主编. — 上海：上海教
育出版社，2023.7
（"科学起跑线"丛书 / 褚君浩主编）
ISBN 978-7-5720-2161-9

Ⅰ.①给… Ⅱ.①吴… Ⅲ.①保健–青少年读物
Ⅳ.①R161-49

中国国家版本馆CIP数据核字(2023)第129765号

策 划 人　刘　芳　公雯雯　周琛溢
责任编辑　袁　玲　周琛溢
整体设计　陆　弦
封面设计　周　吉

本书部分图片由图虫·创意、壹图网提供

"科学起跑线"丛书
给孩子的健康课
吴瑞龙　主编
_____

出版发行　上海教育出版社有限公司
官　　网　www.seph.com.cn
地　　址　上海市闵行区号景路159弄C座
邮　　编　201101
印　　刷　上海雅昌艺术印刷有限公司
开　　本　889×1194　1/16　印张 7.25
字　　数　160 千字
版　　次　2023年8月第1版
印　　次　2023年8月第1次印刷
书　　号　ISBN 978-7-5720-2161-9/G·1929
定　　价　65.00 元
_____

如发现质量问题，读者可向本社调换　电话：021-64373213